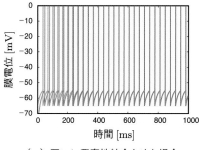
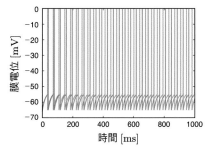

（a）互いに興奮性結合させた場合　　　　（b）互いに抑制性結合させた場合

図 3.12　2 ニューロンのネットワークのシミュレーション．変化をわかりやすく見るために，膜電位の初期値を (a) では大きく $-15\,\mathrm{mV}$，(b) では小さく $-1\,\mathrm{mV}$ ずつそれぞれずらした．見方は図 3.7 と同じ．

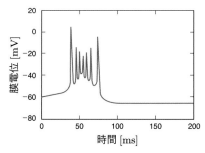
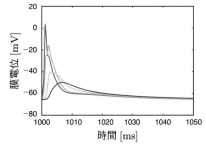

（a）細胞体に一定の電流を加えた場合の　　（b）細胞体にパルス電流を加えた場合の
　　細胞体の膜電位　　　　　　　　　　　　　細胞体と樹状突起の膜電位

図 3.20　海馬 CA3 モデルの膜電位の波形．(b) 細胞体からスタートして 3 コンパートメントごとの膜電位を表示した（青 → 緑 → 黄 → 赤の順）．

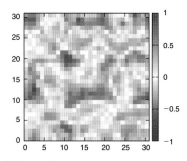

図 5.5　眼優位性マップ形成のシミュレーション．青が右目優位，赤が左目優位を表す．

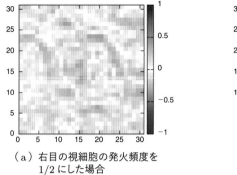
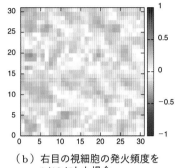

（a）右目の視細胞の発火頻度を
1/2 にした場合

（b）右目の視細胞の発火頻度を
1/10 にした場合

図 5.6　単眼遮蔽のシミュレーション．図の見方は図 5.5 と同じ．

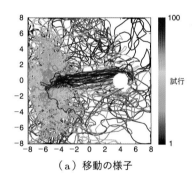

（a）移動の様子

図 7.4　Actor-Critic 法によるゴール探索課題．(a) 1.6 m × 1.6 m の平面があり，中
心から左に 40 cm，右に 40 cm のところにそれぞれスタートとゴールがある．
100 トライアル行い，各試行でのエージェントの軌道を色で示した．

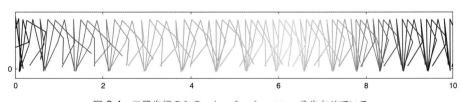

図 9.4　二足歩行のシミュレーション．10 m 分歩かせている．

図 10.2　SOM による MNIST 画像の自己組織化．32×32 個のニューロンの参照ベクトルを $[0, 1)$ のグレースケールで表示している．黒が 0, 白が 1.

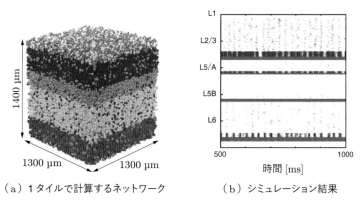

（a）1 タイルで計算するネットワーク　　　（b）シミュレーション結果

図 17.2　MONET による大脳皮質のシミュレーション

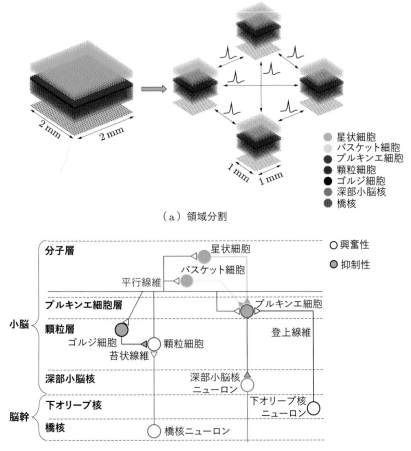

（a）領域分割

星状細胞
バスケット細胞
プルキンエ細胞
顆粒細胞
ゴルジ細胞
深部小脳核
橋核

分子層

星状細胞
バスケット細胞
平行線維

プルキンエ細胞層

プルキンエ細胞

小脳

顆粒層

ゴルジ細胞
苔状線維
顆粒細胞

登上線維

深部小脳核

深部小脳核
ニューロン

脳幹

下オリーブ核

下オリーブ核
ニューロン

橋核

橋核ニューロン

○ 興奮性
◎ 抑制性

（b）分割したタイルに含まれる微小複合体の構造

図 17.3　MONET による小脳のシミュレーション．(a) この例では $2 \times 2\,\mathrm{mm}^2$ の
シートを $1 \times 1\,\mathrm{mm}^2$ のタイル 4 枚に分割している．

INTRODUCTION TO SPIKING NETWORK SIMULATION

はじめての 神経回路 シミュレーション

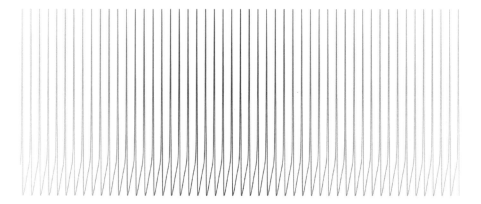

1ニューロンからヒト全脳モデルまで

山﨑 匡／五十嵐 潤 [著]
Tadashi Yamazaki / Jun Igarashi

森北出版

巻頭言

沖縄科学技術大学院大学

神経計算ユニット　教授

銅谷賢治

　私たちが色々な物を見分けたり，器用に体を動かしたり，喜びや悲しみ感じたりする脳の仕組みはどうなっているのだろう？　これは理系の学生や研究者でなくても誰もが興味を持つ謎ではないでしょうか．実際この謎を解こうと，世界中で何万人という脳研究者が脳の構造や活動，それを支える分子や遺伝子のはたらきを詳細に追いかけています．

　近代的な脳科学は，19 世紀後半にイタリアのゴルジが脳の中の個々の神経細胞を染色する手法を発明し，それを使ってスペインのカハールが脳の各部位で神経細胞がおりなす回路を詳細に記述することから始まりました．今日では，バイオテクノロジーを駆使して，脳のどこの神経細胞でどんな分子や遺伝子がはたらいているかを調べ上げる「セルセンサス（細胞の国勢調査）」や，レーザー顕微鏡や電子顕微鏡で撮像した詳細かつ大量の画像データを人工知能で処理することで，脳の全部またはある部位の神経細胞のなす回路図を描き出す「コネクトーム」という研究も可能になって来ました．

　では，このように脳の神経細胞やその回路構造を調べ上げることによって脳の仕組みは完全にわかったか，というとまだそうではありません．脳の神経回路の構造はとても複雑なので，その回路図を見るだけでそこで何が起こるかを理解するのは至難の技です．そこで重要になってくるのが計算機シミュレーションです．個々の神経細胞が入力にどう応答するかという特性と，それらの間のシナプス結合の有無や強さがわかれば，それらを数式で記述して数値シミュレーションを行うことで，神経回路の個々の細胞がどのタイミングでどう活動するかを予測することが可能です．さらに，感覚入力や身体や外界の数値モデルも加えてシミュレーションを行えば，神経回路でどのような機能が実現されるかを推定することも可能になるのです．

　もちろん，脳のすべての神経細胞の特性と結合を完璧に計測するのは困難ですし計測誤差もあります．しかし最近では，神経細胞が活動すると蛍光を発するように遺伝子操作を行うことで，レーザー顕微鏡を使って脳内の1万個以上の神経細胞の活動を記録することも可能になってきました．このような活動記録データとシミュレーション結果をすり合わせることによって未知の数値を推定して，シミュレーションの信頼度を上げていくことができます．

　そのような神経回路モデルの強みは，ある特定の結合を切ったり強めたり様々な条件でシミュレーションを行うことによって，回路のどの部分がどういう機能や特性に貢献しているのかを系統的に調べ上げられることです．今日，光を使って神経回路を操作する技術も大幅に進歩してきていますが，それには遺伝子操作や光ファイバーの埋め込みなど個々の実験のために相当の手間がかかります．しかしそうした実験操作の結果は，シミュレーションによる予測と照らし合わせることで，その信頼度を試すために活用することもできます．

　今日，ムーアの法則は終わったとはいえ，超並列化と省エネルギー化により科学技術用計算機の性能は向上を続けています．この本の著者の山﨑さんと五十嵐さんは「京」「富岳」といったスパコンを活用して，人間の脳の全神経細胞に相当する数の神経回路モデルのシミュレーションを初めて実現した世界的なパイオニアです．この本は，その過程で得た知識と技術を次の世代に伝えたいという情熱のこもった虎の巻です．ぜひ皆さんもその真髄を盗み取って，脳の仕組みの謎解き計算に挑戦してみてください．

オープニング

まえがき

　脳は，ニューロンとよばれるたくさんの神経細胞が，シナプスとよばれる構造を介して結合した巨大かつ複雑なネットワークです．そのネットワーク上で，ニューロンはスパイクとよばれる電気パルスを交換することで情報処理を行い，ネットワーク全体のはたらきとして様々な脳の機能が現れます．この過程を理解し，ネットワーク構造から機能が生まれる仕組みを解明するためには，ニューロンひとつひとつがどのようにスパイクを発射し，そのスパイクがどのようにネットワーク上を伝播し，最終的にネットワーク全体としてどのように振る舞うのかを，丹念に調べる必要があります．

　しかし，それを実験的に行うのは非常に困難です．なぜなら脳には膨大な数のニューロンとシナプスが存在し，それらひとつひとつを十分な解像度をもって同時に計測することができないからです．一方，計算機を使ったシミュレーションを行うことは可能であり，それによってすべての神経細胞の相互作用を考慮して，神経活動の再現と予測に取り組むことができます．

　本書は，1個のニューロンがスパイクを発射する過程から，ニューロンのネットワークが様々な機能を生み出す過程までを，シミュレーションによって再現・予測するための，**神経回路シミュレーション**の入門書です．従来の計算神経科学や神経情報学の教科書でカバーされていない数値計算や並列計算の詳細に踏み込み，ニューロンモデルから数値計算法まで，すべてをアルゴリズムレベルであからさまに書き下します．プログラミング言語としては，そのような用途にふさわしく，かつ並列計算に必要な OpenMP, MPI, CUDA がすべてサポートされている C 言語を用います．

　タイトルを「はじめての」神経回路シミュレーションとしましたが，これはほとんどの読者にとって神経回路シミュレーションははじめてであると同時に，計算神経科学や神経情報学から神経回路シミュレーションが巣立ち，シミュレーション神経科学という独立した分野として確立するための，一般神経科学から高性能計算までを網羅したはじめての本である，という意味を込めています．

　著者らはそれぞれ大学等で講義や学生実験を持っており，2019 年にはバルセロナで開催された国際会議 Computational Neuroscience (CNS*2019) にて，共同でハンズオンのチュートリアルを開催しました．それらの講義やハンズオンとその準備の過程で得られた知見，さらに自分達の研究成果とその経験が詰まった本になっています．とくに大学で教える身としては，単に「動けばいいや」でやみくもにコードを書くのではなく，構造化された，副作用のない，きれいなコードを書いてほしいと思っており，そのようなコードを多数用意しました．

　本書の執筆は，まず山﨑が骨格を作成し，その後 2 人がかりで肉付けしていく，という方法をとりました．事前に担当章を決めて分担執筆にはしなかったので，一貫性や全体の統一感はよいと思います．とはいえ，第 I 部〜第 III 部前半は山﨑の，それ以降は五十嵐のカラーがより強く出ています．

想定する読者層

　想定する読者は，まず脳の計算に興味を持っている一般の方々です．基本的には大学の学部生以上を想定していますが，とがった高校生でも読めるように，高校生向けの数値シミュレーション入門や各種資料を付録に加えています．読み物としても完結していると著者らは信じますが，実際にコードを走らせてパラメータを変えて挙動の変化を確認すると，より理解が深まります．第 I 部をさらっと流して，第 II 部を読まれるとよいでしょう．様々な脳内の現象を実際に再現してみせており，楽しいと思います．

　計算神経科学や神経情報学を授業で教えている大学の先生方も想定しています．座学で通り一遍の知識を伝えるだけでなく，実際に動かして，パラメータを変えて試すことで，授業がよりダイナミックになるでしょう．また，それを発展させ，事前にテキストとコードを配布して試させておいて，授業当日はそれを踏まえてより深い内容を講義する，という反転授業に応用することも可能です．

　計算科学の方で神経回路シミュレーションに興味をお持ちの方，この分野へようこそ．第 I 部と第 IV 部を読めば，あとはご自身の専門知識を十分に発揮して，この分野での活躍が期待できます．数値シミュレーションを高速化して，研究を効率よくしたいと思っている計算神経科学の方々も重要な読者です．第 III 部を読むことをお勧めします．ご自身の研究成果に直結することと思います．

サポートページ

森北出版の書籍 HP とは独立に，サポートページを用意しました．

https://numericalbrain.org/snsbook/

正誤表や，書籍中のソースコードを公開している GitHub の URL などを掲載しています．感想・コメントなどもぜひお寄せください．

謝辞

本書で数値シミュレーションに用いた計算機とプログラムの一部は，NEDO 次世代 AI・ロボット中核技術開発，文部科学省 ポスト「京」萌芽的課題#4-1「思考を実現する神経回路機構の解明と人工知能への応用」の「脳のビッグデータ解析，全脳シミュレーションと脳型人工知能アーキテクチャ」(hp160246, hp170243, hp180189, hp190146)，「富岳」成果創出加速プログラム「脳結合データ解析と機能構造推定に基づくヒトスケール全脳シミュレーション」(hp200139, hp210169)，科学研究費補助金 新学術領域「脳情報動態を規定する多領野連関と並列処理」(17H06310)，次世代領域「ヘテロジニアス・メニーコアプロセッサによる大規模計算科学」より提供を受けました．

本書のいくつかの素材は，山﨑研究室に所属していた方が提供してくださいました．図 1.1, 1.3, 6.1 の素材は保足凌平さん（2021 年 3 月修士号取得）から，第 7 章の強化学習のコードは吉村英幸さん（2020 年 3 月修士号取得）から，第 9 章の歩行シミュレーションのコードは市村大輔さん（2020 年 3 月博士号取得）から，それぞれいただきました．ありがとうございます．皆さんのご活躍を祈念しております．

沖縄科学技術大学院大学の銅谷賢治先生には，素晴らしい「巻頭言」を寄せていただきました．この巻頭言が，本書の立ち位置をより一層明確にしています．また，全脳アーキテクチャ・イニシアティブの山川宏代表からは，本書の趣旨を端的に表す推薦の言葉をいただきました．いつもありがとうございます．

最後に，我々のこれまでの活動を支えてくれた家族に心から感謝します．

2021 年 11 月吉日

著者一同

目次

Part 1

ようこそ神経回路シミュレーションへ

"What I cannot create, I do not understand"

– Richard P. Feynmann [*]

---

[*] Richard Feynman's blackboard at time of his death
https://calisphere.org/item/b3e8d3cb9b8adc01314dba1b1f1fcf84 (最終アクセス 2021 年 11 月 12 日)

第 1 章

計算神経科学入門

1.1　計算神経科学とは何か

　脳は，**ニューロン**とよばれる神経細胞と，グリア細胞からなる[65]．グリア細胞は主に環境維持と代謝支援を行っていると考えられているため，本書ではニューロンのことを考える．ニューロンは電気的な素子としてふるまい，**膜電位**とよばれる電圧の値をパラメータとして持つ．ニューロンは，他のニューロンからの入力や実験的には外部からの電流入力によって自分の膜電位の値を変化させ，膜電位がある一定の値を超えると，**スパイク**とよばれる短い電気パルスを発射する．ニューロンは**シナプス**とよばれる構造を作って互いに結合しており，ネットワークをなしている．スパイクはシナプスに達すると**神経伝達物質**とよばれる化学物質の放出を引き起こし，それがもう一方のニューロンに到達すると電流が流れる（**図** 1.1）．スパイクは計算機におけるビットのように 0 もしくは 1 に対応すると考えられ*1，ビットを用いて情報を通信することが脳の情報処理の原理であると考えられている．ヒトの脳には約 860 億個のニューロンと，約 100 兆個のシナプスが存在するといわれている．我々がものを

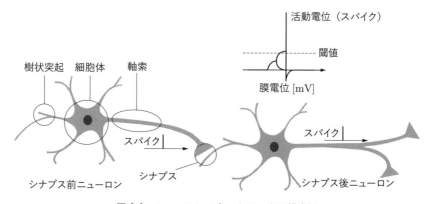

図 1.1　ニューロンのネットワークの模式図

*1　スパイクの波形の形状そのものにも意味がある，という仮説も当然考えられるが，本書ではそこまでは踏み込まない．

見たり聞いたり話したり考えたりするのは我々の脳のはたらきであり，ニューロンのネットワークが生み出しているものであると考えられている．ニューロンとニューロンのネットワークの機能や役割を研究する分野が，**神経科学**である．

神経科学は学際領域であり，医学・生物学・化学・心理学・物理学・情報科学等の様々な分野の集合体である．ヒトやその他の動物を用いて実際に神経活動を記録するのが根幹であるが，現在では伝統的な電極を用いた脳切片からの神経活動の記録のみならず，培養細胞や直接全脳から記録したり，レーザーを使った計測や fMRI 等を用いた非侵襲イメージングなど，実に多様な方法が用いられる．さらに，正常な動物のみならず，遺伝子改変を行って特定の機能をブロックしたり，特定のニューロンにだけ特定の機能を持たせたりといったことすら可能である．脳を操作した結果は，最終的には動物の行動に反映されるが，その行動実験や心理物理測定もまた必要となる[65]．

一方，理論的な研究によってその動作原理と仕組みを明らかにしようとするのが**理論神経科学** (theoretical neuroscience) である*2．この分野では，脳のメカニズムに関する仮説を立てて検証を行うが，その際，脳の**モデル**を開発する．ここで，モデルとは**仮説を検証するための具体的な記述**であり，様々な条件下でモデルを操作し評価することで，仮説を検証する*3．理論神経科学におけるモデルとは，脳の現象や神経回路の構造を数学的に非常に抽象化して記述したものを指し，その挙動は数学的に解析されるか，単純な数値シミュレーションによって検証される．一方，数値シミュレーションを主たる研究手段とする**計算科学** (computational science) という分野がある．計算機の性能向上にともない，これまでのモデルとは逆の方向性で，抽象化を行わず，むしろ生物学的な詳細さを維持したまま脳の現象や神経回路の構造を計算機上に再現し，大規模な数値シミュレーションによってその挙動を検証することが可能になってきた[38]．これはこれで 1 つのモデルであり，仮説を検証するためのツールとして機能する．このようなアプローチの神経科学研究を，**計算神経科学** (computational neuroscience)*4 とよぶ．

脳はきわめて複雑なシステムなので，解析的な手法のみでは手に負えないため，数値的な手法が必要である．また，数値シミュレーションは数学的な極端な抽象化を必

---

*2 ところで，わが国は伝統的に理論神経科学が強く，日本語で書かれた優れた教科書がこれまでに何冊も出ている（たとえば文献 [134, 135, 140, 142]）．理論の研究をするのに非常に恵まれた環境であることは疑いようがない．

*3 仮説とモデルの違いを著者らはこう考えているが，人によっては違うかもしれない．

*4 Computational neuroscience には「計算論的神経科学」という日本語をあてることのほうが多い．これはおそらく当時の研究が，Marr の 3 階層の一番上に相当する「計算論」にフォーカスしていたからではないかと考えられる．

要としないため，実験データと比較可能なモデルを構築することが可能である．もっとも，理論神経科学と計算神経科学の境界はあいまいである．そのため，数値シミュレーションに特化した神経科学のサブカテゴリとして，**シミュレーション神経科学**を確立させようとする試みがなされている[32]．

1.2 神経回路シミュレーションとは何か

神経回路シミュレーションは，脳の神経回路の挙動を計算機の上で数値的にシミュレーションするものである．脳がネットワークとしてどのようにしてその複雑な機能を生み出しているのか，その機能原理は未だ明らかではない．一方，そのネットワークを構成する単一のニューロンについては，非常に多くのことがすでに調べられており，具体的にその挙動を**微分方程式**とよばれる数式で記述することができる．微分方程式は計算機を使うと数値的に解を求めることができるため，ヒトの脳に相当する神経活動を計算するプログラムを作成することは可能で，そのプログラムを用いれば，スーパーコンピュータ（スパコン）上でヒトの脳の再現を試みることができる．世界各国で，様々な取り組みが行われている（詳しくは第 IV 部で述べる）．

一方で，スパコンの著しい性能向上にも注目しておく必要がある．いくらスパコン上でヒトの脳を再現しようとしても，それを格納するためのメモリや，さらにそれを実際に動かすだけの演算能力がなければ実現することはできない．幸いなことに，スパコンの性能は年月とともにこれまで指数関数的に向上しており，今後も継続することが期待されているため，ヒト全脳規模の神経回路シミュレーションはいよいよ現実味を帯びてくる．なお 2021 年 6 月現在，日本の「富岳」は 1 s 間に約 44 京回の基本演算を行うことができる，世界最高速のスパコンである．

理論神経科学も計算神経科学も，まずは脳を構成するニューロンやシナプスの挙動を数学的に記述するところからスタートする．さらに，神経回路シミュレーションを適切に行うには，計算神経科学の知識だけでなく，数値計算，とくに微分方程式を計算機上で数値的に解くための技法に関する知識が必要である．

1.3 ニューロンのモデル

ニューロンは，一般的には特徴的な形状を持ち，その挙動は複雑である．ニューロンの形状は，おおまかに (1) 他のニューロンから入力を受け取る**樹状突起**，(2) 入力を加算する**細胞体**，(3) 他のニューロンに出力をする**軸索**の 3 部位からなる（図 1.1）．ここでは，その本質は他のニューロンからの入力を加算してスパイクを発射すること

であると仮定し，空間形状も無視した数理的に簡単化した記述を考える（空間形状を考慮する場合は，3.7節で紹介する）.

膜電位の基本的なダイナミクスは，以下のように記述できる[23,36].

$$C\frac{dV}{dt} = -\overline{g}_{\text{leak}}\left(V(t) - E_{\text{leak}}\right) + I_{\text{ext}}(t) \tag{1.1}$$

ここで，$V(t)$ は時刻 t における膜電位 [mV]，$I_{\text{ext}}(t)$ は外部から流入する電流 [μA/cm^2]．$C, \overline{g}_{\text{leak}}, E_{\text{leak}}$ は定数であり，それぞれ**キャパシタンス** [μF/cm^2]，**コンダクタンス**（抵抗の逆数）[mS/cm^2]，**反転電位** [mV] とよばれる．単位に 1/cm^2 が付くのは，細胞膜の単位面積あたりの値だからである．この定式化は，ニューロンを図1.2(a) の電気回路とみなすことと等価である．この定式化では，外部電流がない状態では膜電位 $V(t)$ の値は E_{leak} であり，一定の電流 I_{ext} を流すと**時定数** $\tau_m = C/\overline{g}_{\text{leak}}$ で $V(t) = E_{\text{leak}} + I_{\text{ext}}/\overline{g}_{\text{leak}}$ へと収束する．外部電流を止めると $V(t)$ は再び E_{leak} に戻る．膜電位の値が上がることを**脱分極**，下がることを**過分極**とよぶ.

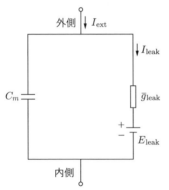
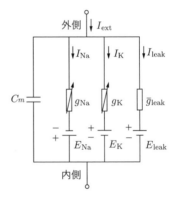

（a）細胞膜に対応する RC 回路　　　　（b）Na$^+$ チャネルと K$^+$ チャネルを
　　　　　　　　　　　　　　　　　　　　追加したスパイク発射可能な回路

図 1.2　ニューロンと等価な電気回路. (b) Na$^+$ チャネルと K$^+$ チャネルのコンダクタンスは可変であるため，抵抗の上に斜め矢印の記号を書いた.

これだけでは単に膜電位が上下するだけでスパイクは発射されない．スパイクは，主に Na$^+$ イオンと K$^+$ イオンが膜の表面にある**イオンチャネル**とよばれる穴を通ることで生じる電流によって生成される．それらの電流 $I_{\text{Na}}(t), I_{\text{K}}(t)$ は，

$$
\begin{aligned}
I_{\text{Na}}(t) &= -g_{\text{Na}}(V,t)\left(V(t) - E_{\text{Na}}\right) \\
I_{\text{K}}(t) &= -g_{\text{K}}(V,t)\left(V(t) - E_{\text{K}}\right)
\end{aligned}
\tag{1.2}
$$

という式で記述される．ここで $g_{\text{Na}}(V,t), g_{\text{K}}(V,t)$ はそれぞれ Na$^+$ チャネルと K$^+$

チャネルのコンダクタンスであり，時間と膜電位の関数である（**電位依存性**）．また，E_{Na}, E_{K} はそれぞれのイオンチャネルの反転電位である．膜電位と反転電位の差が外力となり，さらにコンダクタンスとの積で，チャネルを流れる電流となる．コンダクタンスは抵抗の逆数なので，この2式はオームの法則（$V = RI$）と等しい．このコンダクタンス値の変化によって，膜電位の値が時間的に急速に上下し，スパイクが生成される．式 (1.1) に式 (1.2) を組み込んだ等価な回路を図 (b) に記載した．なおリーク電流（$-\overline{g}_{\mathrm{leak}}(V(t) - E_{\mathrm{leak}})$）のコンダクタンスと反転電位は，主に Cl$^-$ イオンによって決定される．Cl$^-$, Na$^+$, K$^+$ の電流をすべて考慮すると，外部電流がなくニューロンが静止した状態では，膜電位の値は $-65\,\mathrm{mV}$ 付近の値をとる．この値を**静止電位**とよぶ．

コンダクタンスの式は，動物の種類やニューロンの種類ごとに異なる．Hodgkin と Huxley は世界で初めてコンダクタンスの式を記述し，スパイク発射のメカニズムを明らかにしたが，それはヤリイカのニューロンを用いて行われた[53]．3.1 節では，実際に得られた式とパラメータを紹介し，数値シミュレーションを行う．

ニューロンの説明はいったんここまでにして，次はシナプスの説明をする．

1.4 シナプスのモデル

シナプスとは，前述のとおり，ニューロンの結合ポイントであり，信号の伝達ポイントである．送り手（プレ側）のニューロンの軸索末端と，受け手（ポスト側）のニューロンの樹状突起が結合する場所である（**図 1.3(a)**）．ただし，物理的に接触しているのではなく，少し空間がある（**シナプス間隙**）．プレ側のニューロンがスパイクを発射すると，その信号が軸索末端に伝播し，シナプス間隙に神経伝達物質が放出される．ニューロンには大きく分けて**興奮性ニューロン**，**抑制性ニューロン**の2種類があり，異なる神経伝達物質を放出する．プレ側のニューロンが興奮性ニューロンの場合（**興奮性シナプス**）は**グルタミン酸**が，抑制性ニューロンの場合（**抑制性シナプス**）は **GABA**（γ アミノ酪酸）がそれぞれ放出される．一方，ポスト側のニューロンでは，樹状突起の表面に神経伝達物質に対する**受容体**が存在し，神経伝達物質を受け取るとイオンチャネルにはたらきかけて電流を発生させる（**シナプス電流**）．興奮性シナプスからは脱分極させる電流（**興奮性後シナプス電流**, EPSC）が，抑制性シナプスからは過分極させる電流（**抑制性後シナプス電流**, IPSC）がそれぞれ発生する．それにより，ポスト側のニューロンの膜電位が変化する．これらをそれぞれ**興奮性後シナプス電位** (EPSP)，**抑制性後シナプス電位** (IPSP) とよぶ（図 (b)）．

シナプス電流 $I_{\mathrm{syn}}(t)$ も，イオン電流と同じく，シナプスコンダクタンス $g_{\mathrm{syn}}(t)$ を

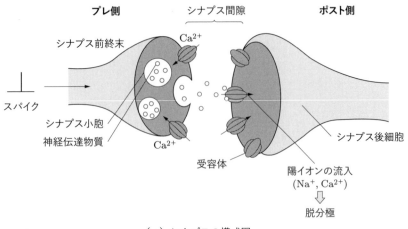

（a）シナプスの模式図

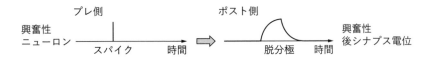

（b）シナプスにおける後シナプス電位の発生の様子

図 1.3 シナプスの構造と機能

用いて次のように計算される.

$$I_{\mathrm{syn}}(t) = -g_{\mathrm{syn}}(t)\,(V(t) - E_{\mathrm{syn}}) \tag{1.3}$$

ここで，E_{syn} はシナプスの反転電位で，興奮性シナプスの場合は $0\,\mathrm{mV}$，抑制性シナプスの場合は -65 から $-80\,\mathrm{mV}$ のような値が主に用いられる（ただし静止電位が $-65\,\mathrm{mV}$ の場合）．この電流をポスト側のニューロンに加えることになる．電気回路として記述するなら図 1.4 のようになる．$g_{\mathrm{syn}}(t)$ の値はプレ側のニューロンからスパイクを受け取ると変化し，何もなければゼロに減衰する．値の変化の時定数はシナプスの種類で決まる．興奮性シナプスの場合は大きく AMPA（α-アミノ-3-ヒドロキシ-5-メソオキサゾール-4-プロピオン酸）型と NMDA（N-メチル-D-アスパラギン酸）型に分かれ，AMPA 型は数 ms 程度の短い時定数，NMDA 型は数十〜百 ms 程

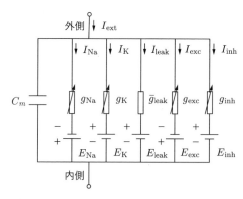

図 1.4　シナプス電流を追加した回路. 興奮性, 抑制性の両方を記載した. コンダクタンスは可変である. $I_{\mathrm{exc}}, g_{\mathrm{exc}}, E_{\mathrm{exc}}$ はそれぞれ興奮性のシナプス電流, コンダクタンス, 反転電位であり, $I_{\mathrm{inh}}, g_{\mathrm{inh}}, E_{\mathrm{inh}}$ はそれぞれ抑制性シナプス電流, コンダクタンス, 反転電位である.

度の長い時定数を持つ. また, 式 (1.3) では省略されているが, NMDA 型には電位依存性マグネシウムブロックという機構が存在し, それが脳の学習において重要な役割を担っていると考えられている. 抑制性シナプスの場合は GABA_A, GABA_B に分かれ, 前者は短い時定数, 後者は長い時定数をそれぞれ持つ.

　上記の説明のように, 伝達物質の結合によって直接活性化される受容体を**イオンチャネル型**とよぶ. それ以外にも, いくつかの異なる受容体の経路を介して間接的に活性化される**代謝型**とよばれる受容体が存在する. また, 神経伝達物質を介した結合ではなく, ニューロンどうしが直接電気的に結合した**ギャップジャンクション**とよばれる異なる種類の結合も存在する. とくに後者はニューロン集団の活動を同期させたり, 空間形状を持つニューロンのシミュレーションに関連したりする重要なトピックであるが, 本書のカバー範囲を大きく逸脱するので, 詳しくは文献 [23,36,37] などを参照してほしい.

　以上が大まかなシナプスの説明である. 具体的な数式は構築したい神経回路モデルごとに異なるので, より詳しい説明は第 3 章で再開する.

Column

シミュレータを使う？ 自分で 1 から書く？

　本書の目的は自分で 1 からシミュレーションのコードを書けるようになることだが，一般的には専用のシミュレータのソフトウェアを利用する．たとえば，シングルコンパートメントモデルであれば NEST[39]，Brian[42]，GeNN[129] などが，マルチコンパートメントモデルであれば NEURON[17] や Arbor[1] などが，それぞれの代表的なシミュレータである．これらのシミュレータは使いやすいインタフェースを持ち，最適化された高速な数値計算アルゴリズムを実装しており，動作検証が行われているため，さっと使えてすぐ結果を得ることができる．とくにいまは Python のインタフェースを持っているため，Jupyter Notebook 内から利用することができたりして，非常に便利なものである．また最近は深層学習のフレームワークである TensorFlow をベースにしたシミュレータ BindsNET[48] なるものも登場し，なかなか目が離せない分野である．

　そうしたら，もう自分で 1 からコードを書く必要などなさそうである．逆に，1 から書かなければいけないのはどういう状況だろうか？

　まずわかりやすいのは，シミュレータが使えない状況である．たとえば，新しいスパコンができたときはその上にシミュレータを移植する必要があるが，高速化のための特殊な機構などにより互換性が低いことが多く，簡単にはいかないことが多い．最近，著者らは「富岳」の計算ノード上に NEST 2 を PyNEST と MPI のサポート付きで移植したが，必要なツールやライブラリ等をまずインストールし，さらにコンパイル時の難解なエラーメッセージや挙動に対応しながらなんとかインストールすることができた．しかしこれは幸運な例であって，コンパイルがそもそも通らないことも多い．一方，自分で書く場合は必要最小限のコードで済むので，移植は比較的容易に済むことが多い．自分が使いたいニューロンやシナプスのモデル，あるいはシナプス可塑性（4.2 節参照）がシミュレータにまだ実装されていないということも，自分でコードを開発する動機になる．

　次に，シミュレータが導入できたとしても，そのスパコンの機能を活用した高速な数値シミュレーションがすぐに実現できるわけではない．たとえば「富岳」には Scalable Vector Extention (SVE) とよばれる SIMD（16.1 節参照）の機能があるが，それをサポートするためにシミュレータを書き換えなければいけないし，それには当然相当な労力を必要とする．自分のコードであれば中の構造をよくわかっているため，書き直しにかかる労力は大幅に軽減される．

さらに，シミュレータに導入されている数値計算法は高度に最適化されているとはいえ，どのようなネットワークに対してもそこそこ性能が出るようにしか設計できないため，ネットワークの特性までを考慮した最適化には及ばない．とくに並列計算においては並列化の仕方で如実に違いが表れる．たとえば，完全ランダムなネットワークとタイル上に構造化されたネットワークでは，異なる分割・並列化の手法が要求される[57]．自分で書く場合は，シミュレートしたいネットワークにあわせて最適な並列化・数値計算手法を選択できる．

そして最も重要なのは，やはり自分で作ることでよりよく理解できるようになり，それをしないと色々な間違いに陥る，ということである．たとえば，数値精度について知らないままなんとなくオイラー法を選択して，なんとなく計算が速いからという理由で Δt を大きくとって，誤差が大きく乗った状態でシミュレーションをやってしまったら，その結果は信憑性に欠ける[*5]．自分で1から書ける程度にモデル化と手法について熟知しておくことは，確信を持って研究を進めるためには本質的である．大体，論文にするときに Methods が書けない．

最後に，こういうシミュレータの開発に参加するためには，1からシミュレーションのコードを書ける能力は必須であるということも指摘しておこう．

以上のことから，著者の結論は，常に1から自分で書く必要は必ずしもないが，必要なときに実際に書けるかどうかで研究の進み方が変わる，ということである．とくに研究者の場合は，研究の進み方が変わればその後の人生も変わる．

---

*5　そもそも計算が吹っ飛ぶ可能性のほうが高い．

第 2 章

常微分方程式の数値解法

この章では，一般的な数値シミュレーションの入門的な内容を紹介する．常微分方程式の数値解法についてすでに知っている読者は飛ばしてよい．そうでない読者は，一度脳の話から離れてしまうので興ざめかもしれないが，次の章でいよいよ神経回路シミュレーションにとりかかるので，それを楽しみにして読んでほしい．

2.1 常微分方程式の初期値問題

$x(t)$ を時間 t に関する変数とし，その時間変化が $f(x,t)$ で与えられるとする．

$$\frac{dx}{dt} = f(x,t)$$
$$x(0) = x_0 \tag{2.1}$$

ここで，$x(0) = x_0$ は x の時刻 0 での初期値であり，**初期条件**とよばれる．式 (2.1) は，ただ 1 つの自由変数 t を持つ．このような微分方程式を**常微分方程式**とよぶ．そして，与えられた初期条件のもとで微分方程式を解く問題を，**初期値問題**とよぶ．ニューロンの膜電位の式 (1.1) では，変数 $x(t) = V(t)$, $f(x,t) = \left(-\overline{g}_{\text{leak}}\left(V(t) - E_{\text{leak}}\right) + I_{\text{ext}}(t)\right)/C$ である．

2.2 オイラー法

式 (2.1) を数値的に解く最も簡単な方法が（**陽的**）**オイラー法**（Euler 法）である．数学的には，微分の定義は

$$\frac{dx}{dt} = \lim_{\Delta t \to 0} \frac{x(t + \Delta t) - x(t)}{\Delta t} \tag{2.2}$$

だったが，コンピュータで無限に小さい値は扱えないので，かわりに十分小さい値 Δt を考え，

$$\frac{dx}{dt} \approx \frac{x(t + \Delta t) - x(t)}{\Delta t} \tag{2.3}$$

と近似する．この式を変形すると，

$$x(t + \Delta t) = x(t) + \Delta t f(x, t) \tag{2.4}$$

が得られる．初期値 $x(0) = x_0$ は与えられているので，ここから $x(t)$ の値を $x(0)$, $x(\Delta t)$, $x(2\Delta t)$, $\cdots$ のように Δt 刻みで順番に計算することができる．

　時間を Δt で離散化して $t_0 = 0$, $t_1 = \Delta t$, $t_2 = 2\Delta t$, $\cdots$ とし，各時刻での $x(t)$ の値を $x_0 = x(0)$, $x_1 = x(t_1)$, $x_2 = x(t_2)$, $\cdots$ とする．このとき，オイラー法は次式で記述できる．

$$\begin{aligned} k_1 &= \Delta t f(x_n, t_n) \\ x_{n+1} &= x_n + k_1 \end{aligned} \tag{2.5}$$

2.2.1　オイラー法の誤差解析

　オイラー法は簡単だが，**精度の悪い方法**である．$x(t + \Delta t)$ の t の周りでのテイラー展開を考えると，

$$\begin{aligned} x(t + \Delta t) &= x(t) + \frac{1}{1!} f(x, t)\Delta t + \frac{1}{2!} f'(x, t)\Delta t^2 + \cdots \\ &= x(t) + \frac{1}{1!} f(x, t)\Delta t + O\left(\Delta t^2\right) \end{aligned} \tag{2.6}$$

となる．ここで，$O(x)$ はオーダー記法であり，ある定数 c, d が存在して，任意の x に対して $O(x) \leq cx + d$ である[*1]．式 (2.5) と (2.6) の右辺を比較すると，Δt の 1 次の項まで一致していることがわかる．つまりオイラー法は Δt の 1 次の項までは正確だが，2 次以降の項を無視した計算法である．オイラー法の**誤差**は

$$\begin{aligned} \frac{x(t + \Delta t) - x(t)}{\Delta t} - f(x, t) &= \frac{1}{\Delta t}\left(x(t) + \frac{1}{1!}x'(t)\Delta t + \frac{1}{2}x''(t)\Delta t^2 + \cdots - x(t) \right) \\ &\quad - f(x, t) \\ &= x'(t) + \frac{1}{2!}x''(t)\Delta t - f(x, t) \\ &= \frac{1}{2!}x''(t)\Delta t = O(\Delta t) \end{aligned} \tag{2.7}$$

となり，Δt に比例することがわかる．これを，1 次精度の計算法であるという．このことは，Δt の値を $1/100$ にすると，誤差も $1/100$ 倍になるということを意味する．

[*1] つまり，式 (2.6) においては，Δt^2 の定数倍程度しか残差がないということを表す．

2.3 ホイン法

このように，常微分方程式の数値解法の計算精度は，テイラー展開の何次の項まで一致させることができるか? にかかっている．**ホイン法**は，Δt の 2 次の項までを一致させる，2 次精度の解法である．これは次のように計算する．

$$k_1 = \Delta t f(x_n, t_n)$$
$$k_2 = \Delta t f(x_n + k_1, t_n + \Delta t)$$
$$x_{n+1} = x_n + \frac{k_1 + k_2}{2}$$
(2.8)

オイラー法では傾きを使って 1 ステップ先の値を計算した．ホイン法はもう 1 ステップ先の値を計算して平均をとる方法である．ホイン法は 2 次のルンゲ・クッタ法とよばれることもある．

2.3.1 ホイン法の誤差解析

ホイン法の精度も解析してみよう．再びテイラー展開を考える．

$$x(t + \Delta t) = x(t) + \frac{1}{1!}x'(t)\Delta t + \frac{1}{2!}x''(t)\Delta t^2 + O(\Delta t^3)$$
(2.9)

今回は $x''(t)$ をきちんと計算する．$\dfrac{dx}{dt} = f(x, t)$ より，

$$x''(t) = \frac{d}{dt}f(x, t) = \frac{\partial}{\partial t}f(x, t) + \frac{\partial}{\partial x}f(x, t)x'(t)$$
(2.10)

となる（2 変数関数の微分）．

まず，テイラー展開の離散化した式を用意する．

$$x_{i+1} = x_i + \frac{1}{1!}x'(t_i)\Delta t + \frac{1}{2!}x''(t_i)\Delta t^2 + O(\Delta t^3)$$
(2.11)

また，2 変数のテイラー展開より，

$$f(x + \alpha\Delta t, t + \beta\Delta t) = f(x, t) + \alpha\Delta t\frac{\partial}{\partial x}f(x, t) + \beta\Delta t\frac{\partial}{\partial t}f(x, t) + O(\Delta t^2)$$
(2.12)

である．$\alpha = f(x_i, t_i)$，$\beta = 1$ とし，式 (2.12) に式 (2.10) を代入して，

$$f(x_i + f(x_i, t_i)\Delta t, t_i + \Delta t) = f(x_i, t_i) + \Delta t f(x_i, t_i)\frac{\partial}{\partial x}f(x_i, t_i) + \Delta t\frac{\partial}{\partial t}f(x_i, x_t)$$
$$+ O(\Delta t^2)$$
$$= f(x_i, t_i) + \Delta t x''(t_i) + O(\Delta t^2)$$
(2.13)

となる．最後の変形では，$\dfrac{dx}{dt} = f(x,t)$ より $f(x_i, t_i) = x'(t)$ を使った．式 (2.11) に式 (2.13) を代入すると，

$$
\begin{aligned}
x_{i+1} &= x_i + \frac{1}{1!}x'(t_i)\Delta t + \frac{1}{2!}x''(t_i)\Delta t^2 + O(\Delta t^3) \\
&= x_i + \frac{1}{1!}x'(t_i)\Delta t \\
&\quad + \frac{1}{2!}\left(\frac{f(x_i + \Delta t f(x_i, t_i), t_i + \Delta t) - f(x_i, t_i) - O(\Delta t^2)}{\Delta t}\right)\Delta t^2 + O(\Delta t^3) \\
&= x_i + \frac{\Delta t}{2}\left(f(x_i, t_i) + f(x_i + \Delta t f(x_i, t_i), t_i + \Delta t)\right) + O(\Delta t^3) \tag{2.14}
\end{aligned}
$$

となる．最後の変形では，$\dfrac{dx}{dt} = f(x,t)$ より $f(x_i, t_i) = x'(t_i)$ を使った．最後に，$k_1 = f(x_i, t_i)$, $k_2 = f(x_i + \Delta t f(x_i, t_i), t_i + \Delta t)$ とおけば，式 (2.8) が得られる．残差は $O(\Delta t^3)$ なので，計算精度は 2 次となる．このことは，Δt を 1/100 にすると，ホイン法では誤差が $1/100^2 = 1/10000$ になることを意味する．オイラー法では Δt を 1/100 にしても誤差は 1/100 にしかならなかったので，ホイン法はよりよい精度を持つことがわかる．

2.4 ルンゲ・クッタ法

このように，中間の値を持つ変数を増やしていくと，精度をさらに上げることが可能になる．（4 次の）ルンゲ・クッタ法は 4 次精度の数値解法であり，常微分方程式の数値計算では最も広く使われている方法である．これは次式で計算できる．

$$
\begin{aligned}
k_1 &= \Delta t f\left(x_n, t_n\right) \\
k_2 &= \Delta t f\left(x_n + \frac{k_1}{2}, t_n + \frac{\Delta t}{2}\right) \\
k_3 &= \Delta t f\left(x_n + \frac{k_2}{2}, t_n + \frac{\Delta t}{2}\right) \\
k_4 &= \Delta t f\left(x_n + k_3, t_n + \Delta t\right) \\
x_{n+1} &= x_n + \frac{1}{6}\left(k_1 + 2k_2 + 2k_3 + k_4\right)
\end{aligned}
\tag{2.15}
$$

これが 4 次精度になる理由は，紙面の都合上他の教科書（たとえば文献 [140]）に譲るが，同様にテイラー展開を考え，

$$
x(t + \Delta t) = x(t) + \frac{1}{1!}x'(t)\Delta t + \frac{1}{2!}x''(t)\Delta t^2 + \frac{1}{3!}x^{(3)}(t)\Delta t^3 + \frac{1}{4!}x^{(4)}(t)\Delta t^4
$$

$$+ O(\Delta t^5) \tag{2.16}$$

と Δt の 4 次まで展開しておいて，さらに $k_1, \cdots, k_4$ のテイラー展開を，ホイン法のときと同様に 4 次まで展開すればよい．

　一般に，ルンゲ・クッタ法はさらに多段にすることができ，精度もより向上するが，精度と実装のバランスから 4 次のものが最もポピュラーである．

2.5　各種方法による誤差の評価

　実際の例を用いてオイラー法，ホイン法，ルンゲ・クッタ法の誤差を調べよう．次の初期値問題を考える．

$$\frac{dx}{dt} = x$$
$$x(0) = 1.0 \tag{2.17}$$

厳密解は $x(t) = \exp(t)$ なので，$t = 1$ で $x(1) = e = 2.718281828459045\cdots$ の値をとるはずである．時間刻み幅 Δt を 1.0 から 1/2 ずつ小さくし，それぞれでの $x(1)$ の値（倍精度）を**表** 2.1 にまとめた．オイラー法の場合は $\Delta t = 2^{-11}$ でも 3 桁しか一致しないが，ルンゲ・クッタ法の場合は 14 桁まで一致する．ただしそれ以上 Δt を小さくすると，今度は**丸め誤差**[*2]が大きくなり，逆に誤差が大きくなっていく．このように，Δt は小さければ小さいほどよいというわけではないことに注意する．

表 2.1　式 (2.17) を解いて求めた e の値．桁の数字があっている部分を太字にした．

Δt	オイラー法	ホイン法	ルンゲ・クッタ法
1.000000000000000	**2.**000000000000000	**2.5**00000000000000	**2.7**08333333333333
0.500000000000000	**2.2**50000000000000	**2.6**40625000000000	**2.71**7346191406250
0.250000000000000	**2.4**41406250000000	**2.6**94855690002441	**2.718**209939201323
0.125000000000000	**2.5**65784513950348	**2.71**1841238551985	**2.718**276844416735
0.062500000000000	**2.6**37928497366600	**2.71**6593522474767	**2.71828**1500340586
0.031250000000000	**2.6**76990129378183	**2.717**849673980259	**2.718281**807411193
0.015625000000000	**2.6**97344952565100	**2.7182**72511563830	**2.7182818**27126323
0.007812500000000	**2.70**7739019688019	**2.71828**4338321275	**2.718281828**375204
0.003906250000000	**2.71**2991624253433	**2.71828**74935740745	**2.718281828**453785
0.001953125000000	**2.71**5632000168990	**2.718280**102752167	**2.718281828**458716
0.000976562500000	**2.71**6955729466436	**2.718281**396716139	**2.718281828459**026
0.000488281250000	**2.71**7618482336880	**2.718281**720483778	**2.718281828459**050

[*2]　計算機による数値の表現が有限であることによる，数値を一定の桁数内に収める際に発生する誤差のこと．

Column

Linux 環境を用意しよう！

　次章から解説するシミュレーションを試すためには，最低でも C コンパイラとなんらかのグラフ描画アプリが必要であり，より一般的には開発環境がひとそろいほしいところである．Windows なら Visual Studio をインストールしたり，Windows Subsystem for Linux (WSL) を導入したりすれば，Mac なら XCode をインストールしたり HomeBrew を導入したりすれば開発環境が整うが，「富岳」をはじめいまのスパコンはほぼすべて Linux マシンなので，やはり Linux に慣れ親しんでおくと都合がよい．まっさらな PC を 1 台用意するのは大変だから，Linux の仮想環境を用意しよう．なんだかんだで Ubuntu がデファクトスタンダードになりつつあるので，Ubuntu 20.04 (LTS) を導入する．

　仮想化アプリには色々あるが，フリーなものとして Oracle VirtualBox[*3]がある．これを手元の MacBook Pro (10.15.5 Catalina) にインストールしてみた．「Download VirtualBox」[*4]のウェブサイトから OS X hosts 用の dmg ファイルをダウンロードして，指示に従って普通にインストールすればよい．Windows の場合は，Windows hosts 用の exe ファイルをダウンロードしよう．

　インストール完了後，起動すると，「Oracle VM VirtualBox マネージャー」というウィンドウ（図 2.1）が開くので，「新規」を選択する．すると「名前とオペレーティングシステム」というタブが開くので，「名前」の欄に「Ubuntu 20.04 LTS」と入力し，「タイプ」を「Linux」，「バージョン」を「Ubuntu (64-bit)」として，「続き」をクリックする．次に「メモリーサイズ」を聞かれるので，好きな値を設定する．ここでは「1024MB」を選択した．次に「ハードディスク」について聞かれるので，「仮想ハードディスクを作成する」を選択し，「作成」をクリックする．すると，「ハードディスクのファイルタイプ」について聞かれるので，「VDI (VirtualBox Disk Image)」を選択する．続けて「物理ハードディスクにあるストレージ」について聞かれるので，「可変サイズ」を選択する．最後に「ファイルの場所とサイズ」について聞かれるので，デフォルトのまま「作成」をクリックする．すると，まだ OS がインストールされていない仮想マシンが構成される．「起動」をクリックして電源を入れる前に，OS のイメージを入手しよう．

[*3]　https://www.virtualbox.org/ （最終アクセス 2021 年 11 月 12 日）

[*4]　https://www.virtualbox.org/wiki/Downloads （最終アクセス 2021 年 11 月 12 日）

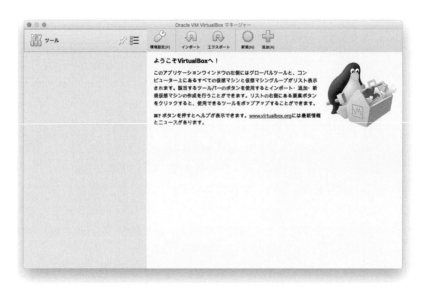

図 2.1　Oracle VM VirtualBox マネージャーの画面

　Ubuntu 20.04 (LTS) の ISO イメージは，Ubuntu Japanese Team[*5]のウェブサイト[*6]から入手できる．ファイルサイズが大きいので注意しよう．

　ISO イメージを入手したら，VirtualBox のウィンドウに戻って「起動」をクリックする．そうすると，「OS がないからファイルを指定しろ」というタブが開くので，いま入手した ISO イメージを指定する．「Start」をクリックすると，仮想マシンが起動して ISO イメージでブートする．「Ubuntu をインストール」を選び，指示に従ってインストール作業を進める．作業が終わると再起動の指示が出るので，再起動すると無事 Ubuntu が起動する．

　「オンラインアカウントへの接続」はとりあえずスキップ，LivePatch も「次へ」[*7]，「Ubuntu の改善を支援する」と「プライバシー」はお好みで．完了したら「ソフトウェアの更新」が待っているので「今すぐインストール」を選択する．その間に「設定」「ディスプレイ」で画面の解像度を調整する．ソフトウェアの更新が終わると，一度再起動がかかる．

　再起動したら，左下のランチャーから「端末」を選んで起動する．この時点で開発環境は何も用意されていないので，gcc と make と gnuplot とエディタをインストー

---

*5　https://www.ubuntulinux.jp/（最終アクセス 2021 年 11 月 12 日）

*6　https://www.ubuntulinux.jp/News/ubuntu2004-ja-remix（最終アクセス 2021 年 11 月 12 日）

*7　Ubuntu One のアカウントを作らないといけないので．

ルする. エディタはここでは emacs にする.

```
user@user-VirtualBox:~$ sudo apt install gcc make gnuplot-x11 emacs-gtk
```

テスト用にホジキン・ハクスレーモデル (3.1 節参照) のコードを用意してあるので, それを使って動作テストをしよう.

```
user@user-VirtualBox:~$ wget https://numericalbrain.org/wp-content/uploads/
    snsbook/hh.zip
user@user-VirtualBox:~$ unzip hh.zip
user@user-VirtualBox:~$ cd ./hh
user@user-VirtualBox:~$ make
user@user-VirtualBox:~$ ./hh > hh.dat
user@user-VirtualBox:~$ gnuplot
gnuplot> plot 'hh.dat' with lines
```

図 2.2 のように, スパイクの波形がうまく表示されただろうか?

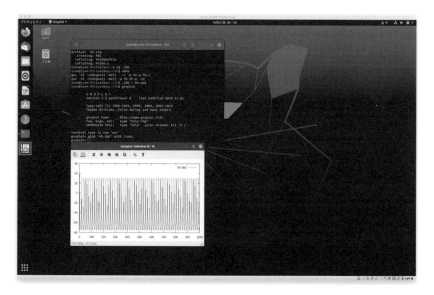

図 2.2　端末を起動し, 手順どおり動作テストをした画面

第 **3** 章

神経回路シミュレーション入門

　ニューロンとシナプスの微分方程式による記述と，常微分方程式の数値解法を理解したところで，いよいよ実際にシミュレーションのプログラムを作成していこう．本章の節，項に ★ マークがついている箇所は上級編なので，初学者は飛ばして読み進めてもよい．なお，本章以降で使用するコードは，サポートページで参照されている GitHub から入手できる．

3.1　ホジキン・ハクスレーモデルのシミュレーション

3.1.1　ホジキン・ハクスレーモデル

　単一ニューロンの世界で最初の数理モデルは，Alan L. Hodgkin と Andrew F. Huxley によって定式化された[53]．彼らはヤリイカの巨大軸索からの電気生理記録によって詳細な解析を行い，Na^+ イオンと K^+ イオンの電流，とくに電位依存性コンダクタンスとよばれる仕組みが重要な役割を担っていることを示した．さらに，コンダクタンス値の時間変化を記述する微分方程式を導出し，当時の手回し計算機（！）で実際にその波形を描いてみせた[97]．このいわゆる**ホジキン・ハクスレー (HH) モデル**が，あらゆるニューロンモデルの基礎となっている．

　HH モデルは，次式で表される[36,53]．

$$C\frac{dV}{dt} = -\overline{g}_{\text{leak}}\left(V(t) - E_{\text{leak}}\right) - g_{\text{Na}}(V,t)\left(V(t) - E_{\text{Na}}\right) - g_{\text{K}}(V,t)\left(V(t) - E_{\text{K}}\right)$$
$$+ I_{\text{ext}}(t) \tag{3.1}$$

ここで，C は膜のキャパシタンス $[\mu\text{F/cm}^2]$，t は時間 [ms]，$V(t)$ は膜電位 [mV]，$\overline{g}_{\text{leak}}$ は定数でリークコンダクタンス $[\text{mS/cm}^2]$，E_{leak} は主に Cl^- イオンの反転電位 [mV]，$g_{\text{Na}}(V,t)$ は電位依存の Na^+ チャネルコンダクタンス $[\text{mS/cm}^2]$，E_{Na} は Na^+ イオンの反転電位 [mV]，$g_{\text{K}}(V,t)$ は電位依存の K^+ チャネルコンダクタンス $[\text{mS/cm}^2]$，E_{K} は K^+ イオンの反転電位 [mV]，$I_{\text{ext}}(t)$ は細胞の外部から注入する電流 $[\mu\text{A/cm}^2]$ である．キャパシタの総容量やコンダクタンス値を決定するチャネルの

個数は膜の面積に比例するので，これらの値は単位面積あたりに正規化されている．
HH モデルと等価な回路は，すでに図 1.2(b) に示してある．

$g_{\mathrm{Na}}(V,t)$, $g_{\mathrm{K}}(V,t)$ は，それぞれ次の式で計算される．

$$g_{\mathrm{Na}}(V,t) = \overline{g}_{\mathrm{Na}} m^3(V,t) h(V,t)$$
$$g_{\mathrm{K}}(V,t) = \overline{g}_{\mathrm{K}} n^4(V,t) \tag{3.2}$$

ここで，$\overline{g}_{\mathrm{Na}}$, $\overline{g}_{\mathrm{K}}$ はそれぞれ定数で最大コンダクタンス $[\mathrm{mS/cm^2}]$，$m(V,t), h(V,t)$，
$n(V,t)$ は膜電位 V に依存する**ゲート変数**である．ゲート変数はイオンチャネルの開
口率を表し，次式で更新される．

$$\frac{dm}{dt} = \alpha_m(V)\left(1 - m(V,t)\right) - \beta_m(V)m(V,t)$$
$$\frac{dh}{dt} = \alpha_h(V)\left(1 - h(V,t)\right) - \beta_h(V)h(V,t) \tag{3.3}$$
$$\frac{dn}{dt} = \alpha_n(V)\left(1 - n(V,t)\right) - \beta_n(V)n(V,t)$$

$\alpha_x(V)$, $\beta_x(V)$ は，それぞれ次式で定義される．

$$\alpha_m(V) = \frac{2.5 - 0.1V}{\exp(2.5 - 0.1V) - 1}$$
$$\beta_m(V) = 4\exp\left(-\frac{V}{18}\right)$$
$$\alpha_h(V) = 0.07\exp\left(-\frac{V}{20}\right)$$
$$\beta_h(V) = \frac{1}{\exp(3 - 0.1V) + 1} \tag{3.4}$$
$$\alpha_n(V) = \frac{0.1 - 0.01V}{\exp(1 - 0.1V) - 1}$$
$$\beta_n(V) = 0.125\exp\left(-\frac{V}{80}\right)$$

定数は，$C = 1\,\mu\mathrm{F/cm^2}$ と正規化したとき，$\overline{g}_{\mathrm{leak}} = 0.3\,\mathrm{mS/cm^2}$, $E_{\mathrm{leak}} = 10.6\,\mathrm{mV}$,
$g_{\mathrm{Na}} = 120\,\mathrm{mS/cm^2}$, $E_{\mathrm{Na}} = 115\,\mathrm{mV}$, $g_{\mathrm{K}} = 36\,\mathrm{mS/cm^2}$, $E_{\mathrm{K}} = -12\,\mathrm{mV}$ である．

ゲート変数の式 (3.3) について補足する．式を変形すると

$$\tau_x(V)\frac{dx}{dt} = -(x - x_0(V)) \tag{3.5}$$

となり，$\tau_x(V) = 1.0/(\alpha_x(V) + \beta_x(V))$, $x_0(V) = \alpha_x(V)/(\alpha_x(V) + \beta_x(V))$ が得ら
れる．つまり，定常状態で x の値は $x_0(V)$ にあり，時定数 $\tau_x(V)$ で変化する．

以上をまとめると，HH モデルは 4 変数 (V, n, m, h) からなる微分方程式であり，これを数値的に解くことで，ニューロンの挙動，とくにスパイク発射の挙動を再現することができる．

3.1.2 HH モデルのシミュレーション

それではさっそく，HH モデルの 1 ニューロンのシミュレーションを試してみよう．式 (3.1)–(3.5) をそのままコードに書き下したものが，以下のリスト 3.1 である．このあとのすべての基本となるので，ソースコード全体を掲載する．HH モデルのコードは，code/part1/hh/ にある．

リスト 3.1　hh.c

```c
1  #include <stdio.h>
2  #include <stdlib.h>
3  #include <math.h>
4  #include <stdint.h>
5
6  #define E_REST ( -65.0 ) // mV
7  #define C      (   1.0 ) // micro F / cm^2
8  #define G_LEAK (   0.3 ) // mS / cm^2
9  #define E_LEAK (  10.6 + ( E_REST ) ) // mV
10 #define G_NA   ( 120.0 ) // mS / cm^2
11 #define E_NA   ( 115.0 + ( E_REST ) ) // mV
12 #define G_K    (  36.0 ) // mS / cm^2
13 #define E_K    ( -12.0 + ( E_REST ) ) // mV
14
15 #define DT ( 0.01 ) // 10 micro s
16 #define T  ( 1000 ) // 1000 ms; unused
17 #define NT ( 100000 ) // T / DT
18
19 static inline double alpha_m ( const double v ) { return ( 2.5 - 0.1 * ( v
      - E_REST ) ) / ( exp ( 2.5 - 0.1 * ( v - E_REST ) ) - 1.0 ); }
20 static inline double beta_m  ( const double v ) { return 4.0 * exp ( - ( v
      - E_REST ) / 18.0 ); }
21 static inline double alpha_h ( const double v ) { return 0.07 * exp ( - ( v
      - E_REST ) / 20.0 ); }
22 static inline double beta_h  ( const double v ) { return 1.0 / ( exp ( 3.0
      - 0.1 * ( v - E_REST ) ) + 1.0 ); }
23 static inline double alpha_n ( const double v ) { return ( 0.1 - 0.01 * ( v
      - E_REST ) ) / ( exp ( 1 - 0.1 * ( v - E_REST ) ) - 1.0 ); }
24 static inline double beta_n  ( const double v ) { return 0.125 * exp ( - (
      v - E_REST ) / 80.0 ); }
25
26 static inline double m0 ( const double v ) { return alpha_m ( v ) / (
      alpha_m ( v ) + beta_m ( v ) ); }
27 static inline double h0 ( const double v ) { return alpha_h ( v ) / (
      alpha_h ( v ) + beta_h ( v ) ); }
28 static inline double n0 ( const double v ) { return alpha_n ( v ) / (
      alpha_n ( v ) + beta_n ( v ) ); }
29 static inline double tau_m ( const double v ) { return 1. / ( alpha_m ( v )
      + beta_m ( v ) ); }
30 static inline double tau_h ( const double v ) { return 1. / ( alpha_h ( v )
```

```
           + beta_h ( v ) ); }
31  static inline double tau_n ( const double v ) { return 1. / ( alpha_n ( v )
        + beta_n ( v ) ); }
32
33  static inline double dmdt ( const double v, const double m ) { return ( 1.0
        / tau_m ( v ) ) * ( - m + m0 ( v ) ); }
34  static inline double dhdt ( const double v, const double h ) { return ( 1.0
        / tau_h ( v ) ) * ( - h + h0 ( v ) ); }
35  static inline double dndt ( const double v, const double n ) { return ( 1.0
        / tau_n ( v ) ) * ( - n + n0 ( v ) ); }
36  static inline double dvdt ( const double v, const double m, const double h,
        const double n, const double i_ext )
37  {
38    return ( - G_LEAK * ( v - E_LEAK ) - G_NA * m * m * m * h * ( v - E_NA )
        - G_K * n * n * n * n * ( v - E_K ) + i_ext ) / C;
39  }
40
41  int main ( void )
42  {
43    double v = E_REST;
44    double m = m0 ( v );
45    double h = h0 ( v );
46    double n = n0 ( v );
47
48    double i_ext = 9.0; // micro A / cm^2
49
50    for ( int32_t nt = 0; nt < NT; nt++ ) {
51      double t = DT * nt;
52      printf ( "%f %f %f %f %f\n", t, v, m, h, n );
53
54      double dmdt1 = dmdt ( v, m );
55      double dhdt1 = dhdt ( v, h );
56      double dndt1 = dndt ( v, n );
57      double dvdt1 = dvdt ( v, m, h, n, i_ext );
58
59      double dmdt2 = dmdt ( v + .5 * DT * dvdt1, m + .5 * DT * dmdt1 );
60      double dhdt2 = dhdt ( v + .5 * DT * dvdt1, h + .5 * DT * dhdt1 );
61      double dndt2 = dndt ( v + .5 * DT * dvdt1, n + .5 * DT * dndt1 );
62      double dvdt2 = dvdt ( v + .5 * DT * dvdt1, m + .5 * DT * dmdt1, h + .5
        * DT * dhdt1, n + .5 * DT * dndt1, i_ext );
63
64      double dmdt3 = dmdt ( v + .5 * DT * dvdt2, m + .5 * DT * dmdt2 );
65      double dhdt3 = dhdt ( v + .5 * DT * dvdt2, h + .5 * DT * dhdt2 );
66      double dndt3 = dndt ( v + .5 * DT * dvdt2, n + .5 * DT * dndt2 );
67      double dvdt3 = dvdt ( v + .5 * DT * dvdt2, m + .5 * DT * dmdt2, h + .5
        * DT * dhdt2, n + .5 * DT * dndt2, i_ext );
68
69      double dmdt4 = dmdt ( v + DT * dvdt3, m + DT * dmdt3 );
70      double dhdt4 = dhdt ( v + DT * dvdt3, h + DT * dhdt3 );
71      double dndt4 = dndt ( v + DT * dvdt3, n + DT * dndt3 );
72      double dvdt4 = dvdt ( v + DT * dvdt3, m + DT * dmdt3, h + DT * dhdt3, n
        + DT * dndt3, i_ext );
73
74      m += DT * ( dmdt1 + 2 * dmdt2 + 2 * dmdt3 + dmdt4 ) / 6.;
75      h += DT * ( dhdt1 + 2 * dhdt2 + 2 * dhdt3 + dhdt4 ) / 6.;
76      n += DT * ( dndt1 + 2 * dndt2 + 2 * dndt3 + dndt4 ) / 6.;
77      v += DT * ( dvdt1 + 2 * dvdt2 + 2 * dvdt3 + dvdt4 ) / 6.;
78    }
79  }
```

コードの 6–17 行目は定数の設定である．時間刻み幅 $\Delta t = 10\,\mu\mathrm{s}$ (DT) $(= 0.01\,\mathrm{ms})$ で，$T = 1000\,\mathrm{ms}$ (T) 間の計算をする．よって，ループの回数 NT (NT) は $NT = T/\Delta t$ となる．19–24 行目はゲート変数の $\alpha_x(V)$, $\beta_x(V)$ の関数で，26–31 行目はゲート変数 m, h, n の初期値の計算式，33–39 行目はゲート変数の更新式である．41 行目から本体となる．43–46 行目で膜電位とゲート変数の初期値を設定する．48 行目で外部電流を $I_{\mathrm{ext}} = 9.0\,\mu\mathrm{A/cm}^2$ にセットする．50 行目から時間ステップに関するループである．変数 nt がカウンタで，$NT = 100000$ 回繰り返す[*1]．51, 52 行目で時刻の設定と膜電位ならびにゲート変数の値を表示する．54–77 行目でルンゲ・クッタ法（2.4 節）を用いて膜電位とゲート変数の値を更新する．ところで，#define する定数は全部大文字，変数は全部小文字として使い分けるとコードが読みやすくなる．このような記法をある程度統一しておくとよい．

注意として，オリジナルの HH モデルでは静止電位を $0\,\mathrm{mV}$ としているが，通常の膜電位の記録では細胞外の電位を $0\,\mathrm{mV}$ に設定する．その場合，すべての電位のパラメータが約 $-65\,\mathrm{mV}$ シフトする．これを表すために 6 行目で定数 E_REST を $-65\,\mathrm{mV}$ にセットし，反転電位の値を含め膜電位全体をシフトしている．

コードをコンパイルして実行し，計算結果をファイルに出力して，結果をグラフで表示してみよう．まずコンパイルである[*2]．

```
node00:~/snsbook/code/part1/hh$ make hh
gcc -O3 -std=gnu11 -Wall -c hh.c
gcc -O3 -std=gnu11 -Wall -o hh hh.o -lm
```

-O3 は一番強力な最適化をするオプション，-std=gnu11 は C11 の仕様で GNU 拡張を加えてコンパイルするオプション，-Wall はコンパイル中のすべての警告を表示するオプションである．コンパイルに成功すると実行ファイル hh ができる．hh を直接実行すると計算結果の数値列が大量に画面に表示されるので，ファイルにリダイレクトして出力しよう．

```
node00:~/snsbook/code/part1/hh$ ./hh > hh.dat
```

計算結果をファイルに出力したら，なんらかのグラフ描画アプリで表示しよう．本書では，Windows, Mac, Linux などに対応して広く利用されている gnuplot（A.2 節

[*1]　時間のループを浮動小数点のまま計算しない理由は，浮動小数点でカウントすると丸め誤差（2.5 節参照）で誤動作する可能性があるから．

[*2]　make については p.62 コラム「Makefile を書こう」を参照．

参照）を用いる.

```
node00:~/snsbook/code/part1/hh$ gnuplot

        G N U P L O T

:
Terminal type set to 'x11'
gnuplot> plot 'hh.dat' with lines
```

すると，**図3.1**のような結果が得られるはずである．膜電位が急激に上昇・下降を繰
り返しているのがわかると思う．これがスパイクの発射である．このシミュレーショ
ンのように外部電流を加え続けていると，ニューロンは繰り返し持続的にスパイクを
発射する.

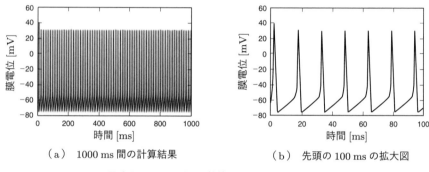

（a） 1000 ms 間の計算結果　　　　（b） 先頭の 100 ms の拡大図

図 3.1　HH モデルの数値シミュレーション結果

　スパイク発射のメカニズムを詳しく見ていこう．定常状態において，ごく短い時
間，1 ms だけ電流を加えると，1 発だけスパイクが発射される（図3.2）．電流を加え
ることによって膜電位が脱分極すると，それにともなって Na^+ チャネルのゲート変
数 m の値が大きくなる．すると Na^+ イオンの電流が発生し，膜電位はさらに脱分極
することになる．このポジティブフィードバックにより，膜電位が急に 100 mV 程度
上昇する．膜電位の値が十分大きくなると，今度はゲート変数 h の値が 0 になるた
め，発生した Na^+ イオンの電流は停止し，膜電位は下降する．これにより膜電位が
急速上昇・下降し，スパイクが発射される．それと並行して，h の変化と同程度の時
間スケールで K^+ イオンの電流が発生し，膜電位を静止電位よりも過分極させる．こ
の期間は**不応期**とよばれ，Na^+ チャネルが不活性状態にあるため，次のスパイクを発
射できない．最終的に m, h, n の値は定常状態に戻り，次にスパイクを発射する準備
が整う.

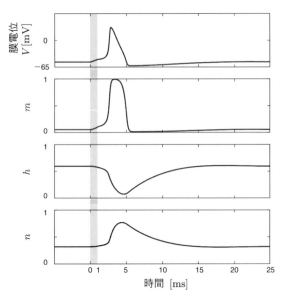

図 3.2 スパイク発射のメカニズム．グレーのアミは刺激した時刻を表す．

このように，スパイクは Na^+ チャネルと K^+ チャネルのコンダクタンスの非常に素早いダイナミクスによって生成される．それ以外の膜電位のダイナミクスは，時定数 $\tau = RC = C/\overline{g}_{\mathrm{leak}}$ に従う相対的に遅いダイナミクスであることに注意しよう．ここで，R は膜抵抗であり，$\overline{g}_{\mathrm{leak}}$ の逆数である．

3.1.3 発火頻度の計算

上記のシミュレーションは外部電流として $I_{\mathrm{ext}} = 9.0\,\mu\mathrm{A/cm}^2$ と設定していたが，電流の強度を変えるとスパイク数はどう変わるだろうか？

3.6.1 項でより詳しく解説するが，1 s 間あたりに発射されたスパイク数を，**発火頻度**という．単位は spikes/s もしくは Hz である．発火頻度 f の計算の仕方は色々存在する．

HH モデルの場合，1 s 間の一定の外部電流入力に対して，電流の強度を変えながら発火頻度を計算すると，**図 3.3** が得られる．このような，電流 (I) の強度と発火頻度 (F)[*3]の関係を示した図を，**I-F カーブ**とよぶ．ここで，スパイク発射は以下のようにして検出する．適当な定数 θ に対して，

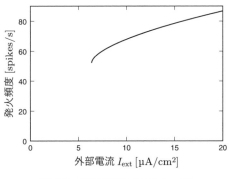

図 3.3 HH モデルの I-F カーブ

$$V(t) > \theta \text{ かつ } V(t - \Delta t) < \theta \Longleftrightarrow \text{時刻 } t \text{ でスパイクが発射された} \tag{3.6}$$

である．θ は，典型的には $0\,\mathrm{mV}$ とする（静止電位が $-65\,\mathrm{mV}$ の場合）．左辺の条件は，ある時刻 t で膜電位が閾値 θ を下から上に横切ることを意味し，膜電位が閾値を横切った時刻をスパイク発射時刻と定義する．

このように，このパラメータでの HH モデルは，外部電流の強度が $I_{\text{ext}} = 6.3\,\mathrm{\mu A/cm^2}$ のときに $52\,\mathrm{spikes/s}$ 程度スパイクを発射するが，$I_{\text{ext}} = 6.2\,\mathrm{\mu A/cm^2}$ のときは 1 発もスパイクを発射しない．このように，外部電流がある値を超えると突然高頻度でスパイクを発射するニューロンを Type II（もしくは Class II）ニューロンとよぶ[53,62]．

一方，大脳皮質のニューロンは，入力される外部電流の強度に比例して連続的に発火頻度を上昇させる性質がある[31]．そのようなニューロンを Type I（もしくは Class I）ニューロンとよぶ[53]．また，深層学習などで広く利用されている，いわゆるニューラルネットワークで想定されるニューロンも，入力される外部電流の強度に比例して連続的に活動レベルを上昇させるように仮定されている．そのような性質はどのようにすれば得られるだろうか？

3.1.4 HH モデルの拡張

上記のような拡張は，HH モデルに新たな電流を加えることで得られる．これをオリジナルの HH モデルと区別するために，**HH 型**モデルとよぶ．

発火頻度の適応

ヤリイカの巨大軸索をもとにした HH モデルでは，定常電流入力に対して，スパイ

クの発射間隔は一定であった．しかし実際のニューロンでは，発射間隔は徐々に広くなり，発火頻度が減少することが知られている．これを発火頻度の**適応** (adaptation) とよぶ．

　発火頻度の適応は，HH モデルに，次式の**後過分極電流** (after-hyperpolarizing current) $I_{\mathrm{ahp}}(t)$ という電流を加えることで実現できる[*4][114]．

$$I_{\mathrm{ahp}}(t) = -\overline{g}_{\mathrm{ahp}} a(t) \left(V(t) - E_{\mathrm{K}} \right) \tag{3.7}$$

ここで，$\overline{g}_{\mathrm{ahp}}$ は最大コンダクタンス値，$a(t)$ はゲート変数である．$a(t)$ は次の式で更新される．

$$\tau_{\mathrm{ahp}} \frac{da}{dt} = -a(t) + S(t) \tag{3.8}$$

ここで，τ_{ahp} は時定数であり，複数回の発火にわたって発火頻度を徐々に変化させる程度に十分大きい値とする．$S(t)$ は時刻 t で自分がスパイクを発射したら 1，そうでなければ 0 とする．つまり変数 a は，それまでに発射したスパイクを累積した値をとる．これにより，より多くスパイクが発射されれば，それに比例した過分極電流が流れ，発火頻度を下げるようになる．

　リスト 3.1 に $I_{\mathrm{ahp}}(t)$ を加えたものを，`code/part1/hh/sfa.c` として用意した[*5]．1 s 間の定常電流入力に対する，最初と最後のそれぞれ 100 ms 間の膜電位の波形を図 3.4 に示す．最初の 100 ms では 10 発スパイクが発射されているが，最後の 100 ms では 7 発しか発射されなくなる．発火頻度でいえば，100 spikes/s から 70 spikes/s へと低下したことになる．

　また，このような適応は，細胞内カルシウムイオン Ca^{2+} が関与する L-型カルシウ

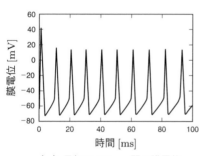
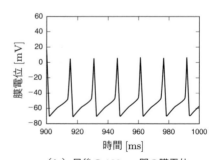

（ a ）最初の 100 ms 間の膜電位　　　　（ b ）最後の 100 ms 間の膜電位

図 3.4　発火頻度の適応．パラメータは $\overline{g}_{\mathrm{ahp}} = 1400\,\mathrm{mS/cm}^2$, $\tau_{\mathrm{ahp}} = 200\,\mathrm{ms}$, $I_{\mathrm{ext}} = 40\,\mu\mathrm{A/cm}^2$.

[*4]　他にも様々な方法があるが，最も簡単なものを紹介する．

[*5]　Spike Frequency Adaptation, SFA.

ムチャネルによって引き起こされていることが知られている[109]. 実際, 上記のゲート変数 a は, 細胞内 Ca^{2+} 濃度としてみなすことができる.

Type I ニューロンのモデル

Type I ニューロンを得る方法の 1 つは, Type II ニューロンに, I_{A-} 電流とよばれる, K^+ イオンの過渡電流を加えることである[20,21]. I_{A-} 電流は比較的短い時定数 ($\tau_A \approx 10\,\mathrm{ms}$) で膜を過分極させ, スパイク発射を遅延させる. 弱い定常電流のもとでは, I_{A-} 電流の効果が十分弱くなってからしかスパイクを発射できないため, 結果として発火頻度が低下する.

Type I ニューロンの例として, 文献 [20] で紹介されているコナー・スティーブンスモデルを実装して試してみたものが**図 3.5** である. 図 (a) は hh.c と同様に外部電流を $I_{ext} = 9.0\,\mu A/cm^2$ とセットした場合を表している. 発火頻度は非常に低いが, HH モデルと同様の波形が得られている. 外部電流を徐々に弱めていくと, 通常の HH モデルでは $50\,\mathrm{spikes/s}$ 以上で発火していたのが突然停止する. 一方このモデ

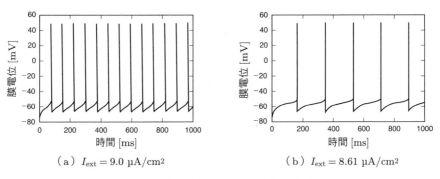

（a）$I_{ext} = 9.0\,\mu A/cm^2$ 　　　　　（b）$I_{ext} = 8.61\,\mu A/cm^2$

図 3.5 Type I ニューロンの発火パターン

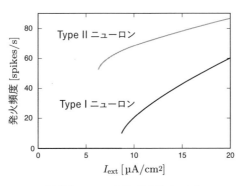

図 3.6 ニューロンの I-F カーブ

ルでは，$I_{ext} = 8.61\,\mu\text{A/cm}^2$ まで下げていくと発火頻度が 5 spikes/s まで低下した．I-F カーブをプロットしたものが**図 3.6** であり，HH モデルの場合と比べて発火頻度はより滑らかに増加することがわかる．

　なお，コナー・スティーブンスモデルの実装は HH モデルとはパラメータが異なるが，本質的には電流を HH モデルに 1 つ追加するだけなので，コードの解説はしない．コナー・スティーブンスモデルのコードは `code/part1/hh/ia.c` である．

3.1.5　数値シミュレーションのステップ幅について

　ところで，HH 型モデルをオイラー法で解こうとすると，Δt は $10\,\mu\text{s}$ 程度に小さくする必要がある．事実，10 倍の $100\,\mu\text{s}$ では計算が途中で発散する．これは，スパイク発射の部分，とくに膜電位が急激に上昇する部分は非常に速いダイナミクスを持つので，それよりもさらに小さい時間分解能を必要とするからである．一方，スパイク発射**以外の部分**の膜電位のダイナミクスははるかに遅い．実際，HH 型モデルの膜電位の時定数は $C/\overline{g}_{\text{leak}} = 3.3\,\text{ms}$ であり，$\Delta t = 100\,\mu\text{s}$ 程度で十分である．

　もし，脳機能が，多数のニューロンがスパイクを交換することによるネットワークのダイナミクスから生じると仮定すると，個々のニューロンがスパイクを発射する際の精密な時間ダイナミクスは無視してよいだろう．そうすることで，Δt を 10–100 倍程度大きくとることができ，結果的に計算時間を 10–100 倍程度高速にすることが可能になる．そのような考えのもとで HH 型モデルを簡略化したものとして，3.2 節で説明する**積分発火型モデル**がある．

3.1.6　Staggered time step*

　HH モデルの計算では，イオンチャネルのゲート変数 (m, h, n) と膜電位の変数 (V) を同時に更新していた．すなわち，$\Delta m, \Delta h, \Delta n, \Delta V$ をあらかじめ計算したあと，まとめて

$$m(t + \Delta t) = m(t) + \Delta m$$
$$h(t + \Delta t) = h(t) + \Delta h$$
$$n(t + \Delta t) = n(t) + \Delta n$$
$$V(t + \Delta t) = V(t) + \Delta V$$

を計算した．これは数値計算的には正しい手法であり，まったく問題ない．とくに，

オイラー法のように再計算をしない方法であれば，どう書いても一緒である．ところが，もし高次の数値解法，たとえばルンゲ・クッタ法を用いる場合は，これら 4 変数の計算を同時に 4 回繰り返すことになる．その際 V の計算には h^3 や n^4 の計算が含まれるので，計算が重くなるし，なにより非線形の方程式の計算になってしまう．さらに，コードを書く側としてはできるだけモジュール化したいので，イオンチャネルの計算と膜電位の計算は別々に取り扱いたい．

そこで，staggered time step という方法を導入する[*6][17,75]．イオンチャネルの計算は従来 $t = 0$ から出発して $t = \Delta t, 2\Delta t, \ldots$ の時間で計算していたが，初期状態を $-\Delta t/2$ ずらして出発し，$t = \Delta t/2, 3\Delta t/2, 5\Delta t/2, \ldots$ の時刻で計算するものである．このときに重要なのは，

- 初期状態としてかならず定常状態から始める（$x(0) = x(-\Delta t/2) = x(-\Delta t)$，$x$ はイオンチャネルまたは膜電位の変数）
- イオンチャネルの計算は $\Delta t/2$ ステップ前の膜電位の値を使う
- 膜電位の計算も同様に $\Delta t/2$ ステップ前のイオンチャネルの値を使う

ことである．こうすることで，計算の流れを従来の

1. $\Delta m, \Delta h, \Delta n, \Delta V$ の計算
2. m, h, n, V の更新

から

1. $\Delta m, \Delta h, \Delta n$ の計算
2. m, h, n の更新
3. ΔV の計算
4. V の更新

と変更でき，イオンチャネルの計算と膜電位の計算を分離することができる．イオンチャネルの種類が増えれば増えるほど，この手法は有用である．なにより重要なのは，こうすることで，イオンチャネルの計算と膜電位の計算を線形とみなすことができる点である[*7]．

[*6] 一般的には leapfrog 法とよばれる．文字どおり，2 つの変数が互いに蛙跳びのように時間をずらして計算が進むからである．

[*7] イオンチャネルの式からは膜電位の値は定数，膜電位の式からはイオンチャネルの値は定数にそれぞれ見えるため．

3.2 積分発火型モデルのシミュレーション

3.2.1 積分発火型モデル

HH モデルはスパイク発射の過程をきちんと計算するモデルなので，1 ニューロンあたり変数を 4 つ (V, m, h, n) 使い，かつ Δt を比較的小さく $(10\,\mu s)$ とる必要があった．多数のニューロンを同時にシミュレートするとき，多くの変数を使うことはそれだけメモリを消費することにつながり，Δt を小さくすると，それだけ計算に時間がかかることになる．

多くの生理実験は，スパイクの波形そのものには情報はなく，スパイクの個数や発射のタイミングが情報処理を担うことを示している．その前提に立つ場合，スパイク生成の計算を省略し，変数を減らし，かつ Δt を大きくできる．

そのような考え方のもとで，よりシンプルなニューロンモデルが提案されてきた．最も簡単なものは，1 変数のみをパラメータに持つ**積分発火型** (Leaky Integrate-and-Fire, LIF) **モデル**である．

LIF モデルは次の式で記述される．

$$\tau\frac{dv}{dt} = -(v(t) - V_{\text{rest}}) + RI_{\text{ext}}(t) \tag{3.9}$$

$$v(t) > \theta \Rightarrow S(t) = 1, v(t) \leftarrow V_{\text{reset}} \tag{3.10}$$

$$v(0) = V_{\text{init}} \tag{3.11}$$

ここで，$v(t)$ [mV] は時刻 t での膜電位，τ [ms] は時定数，V_{rest} [mV] は静止電位，R [MΩ] は膜の抵抗，$I_{\text{ext}}(t)$ [nA] は時刻 t での外部電流，θ [mV] はスパイク発射のための閾値，V_{reset} [mV] はリセット電位，V_{init} [mV] は膜電位の初期値である．式 (3.9) が基本的な膜電位のダイナミクスを記述する．膜電位は V_{rest} を平衡点とし，外部入力 $RI_{\text{ext}}(t)$ を加えた $V_{\text{rest}} + RI_{\text{ext}}(t)$ に時定数 τ で漸近する挙動を示す．式 (3.10) はスパイク発射の条件である．膜電位が閾値を超えると，その時刻でスパイクを発射したものとし $(S(t) = 1)$，かつ膜電位をリセットする．式 (3.11) は膜電位の初期値を与える．

LIF モデルには，HH モデルに存在したキャパシタンスやコンダクタンスが存在しないことに注意しよう．HH モデルの式 (3.1) の両辺に $1/\overline{g}_{\text{leak}}$ をかけると，$R = 1/\overline{g}_{\text{leak}}$ に注意すれば式 (3.9) が得られる．ここで $\tau = RC$ となる．このように，コンダクタンスを陽に記述しないモデルを**カレントベースモデル**とよぶ（陽に記述するモデルは**コンダクタンスベースモデル**である）．

また，HH モデルのパラメータは単位面積あたり $(1/\text{cm}^2)$ の単位であったが，LIF モデルではそうではなくなっていることにも注意しよう．HH モデルでは実際のニューロンから推定した値なので，その正確な単位が残っている．かつ後述するマルチコンパートメントモデル（3.7 節）のように細胞の空間形状を考える場合は，膜の表面積の値が必要になるのでこの単位を残す必要がある．一方，LIF モデルは形状を持たないよう抽象化されているので，あらかじめ規格化されたものとして考えればよい．

LIF モデルでは，HH モデルの中核であったスパイク生成の仕組みが，閾値とリセット電位（式 (3.10)）に置き換えられている．閾値とリセット電位は定数なので，変数は膜電位のみとなる．同時に，LIF モデルはスパイクの具体的な波形を計算せず，単にスパイクを発射した時刻のみを提供する．このことは，Δt をより大きくとれることを意味する．たとえば 1 ms 程度にとっても計算は破綻せず，適切にシミュレーションが行える．HH モデルをオイラー法で解こうとすると 10 μs 程度は必要だったので，計算はおよそ 100 倍高速になる[*8]．

なお，細かい話になるが，LIF モデルは HH モデルのスパイク発射の詳細なダイナミクスを閾値に置き換えるだけなので，キャパシタンスとコンダクタンスを陽に記述することもある．このようなものをコンダクタンスベースの LIF モデルとよぶ．LIF モデル＝カレントベースモデルではないことに注意しよう．

3.2.2 LIF モデルのシミュレーション

では，LIF モデルの 1 ニューロンのシミュレーションを試してみよう．HH モデルと異なりスパイク生成の精緻なダイナミクスを計算する必要はないので，オイラー法を用いて $\Delta t = 1$ ms で解く．コードはすべて code/part1/lif/ にある．

リスト 3.2 `lif.c`

```
1  #include <stdio.h>
2  #include <stdlib.h>
3  #include <math.h>
4  #include <stdint.h>
5  #include <stdbool.h>
6
7  #define TAU     (   20.0 ) // ms
8  #define V_REST  (  -65.0 ) // mV
9  #define V_RESET (  -65.0 ) // mV
10 #define THETA   (  -55.0 ) // mV
11 #define R_M     (    1.0 ) // MOhm
```

---

*8 しかも，時間のかかる浮動小数点演算（ゲート変数の計算に必要）の回数が圧倒的に少ない．

```
12 #define DT        (      1.0 ) // ms
13 #define T         ( 1000.0 ) // ms; unused
14 #define NT        ( 1000   ) // ( T / DT )
15 #define I_EXT     (     12.0 ) // nA
16
17 int main ( void )
18 {
19   float v = V_REST;
20
21   for ( int32_t nt = 0; nt < NT; nt++ ) {
22     float t = DT * nt;
23     printf ( "%f %f\n", t, v );
24
25     v += DT * ( - ( v - V_REST ) + R_M * I_EXT ) / TAU;
26     bool s = ( v > THETA );
27
28     // Pretty-print spikes on membrane potentials. Note that spike time is
         not t but t + DT
29     if ( s ) { printf ( "%f %f\n%f %f\n", t + DT, v, t + DT, 0. ); }
30
31     v = s * V_RESET + ( ! s ) * v;
32   }
33 }
```

HH モデルと比較すると，非常にシンプルなコードになっているのが見てとれる．この簡潔さがシミュレーションの高速化・高性能化につながる．HH モデルと比べて，ループの回転数が 1/100，ループ 1 回あたりの浮動小数点演算数も 1/100 になるため，総演算数は 1/10000 以下になる[*9]．

このコードでは，$T = 1000\,\mathrm{ms}$ (T) のシミュレーションを，$\Delta t = 1\,\mathrm{ms}$ (DT) で行う．膜抵抗 R は正規化して $1\,\mathrm{M\Omega}$ (R_M) とし，外部電流として $I_{\mathrm{ext}} = 12\,\mathrm{nA}$ (I_EXT) を与える．このときの膜電位 $v(t)$ を，初期値 $v(0) = \mathrm{V\_REST} = -65\,\mathrm{mV}$ から Δt ごとに逐次的に NT = T/DT 回計算する．

コードの実行は 17 行目の main から始まる．19 行目で変数 v を $\mathrm{V\_REST} = -65\,\mathrm{mV}$ に初期化し，21 行目から時間に関するループに入る．22, 23 行目で現在の膜電位の値を時刻とともに表示する．25 行目で次の時刻，すなわち $t + \Delta t$ での膜電位を試算し，26 行目で閾値 THETA を超えたらスパイクが発射される．スパイクは変数 s に真または偽として格納される[*10]．29 行目では，もしスパイクが発射されていたら，スパイクのような波形を表示できるように出力する．31 行目で膜電位を実際に更新する．25 行目での試算の結果，もしスパイクが発射されるなら（すなわち s が真なら）膜電位を $\mathrm{V\_RESET} = -65\,\mathrm{mV}$ にリセットし，そうでないなら（すなわち !s が真な

[*9] exp 関数を 10 演算とし，全演算数を単純に数えた場合．ただし，計算機によって exp 関数の演算量は異なり，同じ演算を繰り返す際に省略化が起こる．さらに，計算機によっては単精度 (float) での演算は倍精度 (double) のそれに比べて 2–4 倍速いので，計算時間の差はさらに開く．

[*10] #include<stdbool.h> としているので真偽値が使えるが，実体は 1 または 0 である．

ら）試算した値を次の時刻 $t + \Delta t$ での膜電位の値とする.

このように，LIF モデルでは膜電位が閾値に向かって上昇し，閾値に達したらリセットされるという挙動を繰り返す．スパイクが発射された時刻のみが得られ，スパイクの波形は得られないことに注意しよう．そのため，スパイク状の縦棒を人工的にプロットすることで，もっともらしい見た目の波形を得ることができる．それが 29 行目の役割である．

このコードを，HH モデルのときと同様に実行して結果を表示してみよう.

```
node00:~/snsbook/code/part1/lif$ make lif
gcc -O3 -std=gnu11 -Wall -c lif.c
gcc -O3 -std=gnu11 -Wall -o lif lif.o -lm
node00:~/snsbook/code/part1/lif$ ./lif > lif.dat
node00:~/snsbook/code/part1/lif$ gnuplot
:
gnuplot> plot 'lif.dat' with lines
```

すると，図 3.7 のような膜電位の表示が得られるはずである．1 s 間，一定の間隔でスパイクを発射している様子が確認できた.

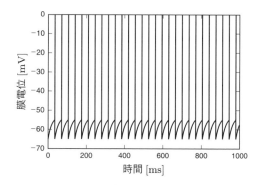

図 3.7　1 個のニューロンの膜電位のプロット．0 mV まで伸びる縦棒がスパイク発射時刻を表す.

3.2.3　膜電位をリセットするタイミング *

いくつかの教科書（たとえば文献 [111]）では，LIF モデルのコードは以下のように書いてある.

リスト 3.3　code/part1/lif/lif_alt.c

```
1  #include <stdio.h>
```

```
2   #include <stdlib.h>
3   #include <math.h>
4   #include <stdint.h>
5   #include <stdbool.h>
6
7   #define TAU      (    20.0 ) // ms
8   #define V_REST   (   -65.0 ) // mV
9   #define V_RESET  (   -65.0 ) // mV
10  #define THETA    (   -55.0 ) // mV
11  #define R_M      (     1.0 ) // MOhm
12  #define DT       (     1.0 ) // ms
13  #define T        (  1000.0 ) // ms; unused
14  #define NT       (  1000   ) // ( T / DT )
15  #define I_EXT    (    12.0 ) // nA
16
17  int main ( void )
18  {
19    float v = V_REST;
20
21    for ( int32_t nt = 0; nt < NT; nt++ ) {
22      float t = DT * nt;
23      printf ( "%f %f\n", t, v );
24
25      bool s = ( v > THETA );
26      float dv = DT * ( - ( v - V_REST ) + R_M * I_EXT ) / TAU;
27
28      v = s * V_RESET + ( ! s ) * ( v + dv );
29    }
30  }
```

このコードは，時刻 t において膜電位が閾値 θ を超えていたら，次の時刻 $t + \Delta t$ の膜電位をリセットせよ，と書いてある．図解すると図 3.8(a) のようになる．時刻 $t - \Delta t$ では閾値を超えておらず，時刻 t で初めて閾値を超えたので，この時刻でスパイクが発射されたと考え，次の時刻 $t + \Delta t$ で膜電位をリセットする．離散化の仕方からして，これは正しそうに思える．

　一方，本書のコードは図 (b) のようになっている．時刻 t において次の時刻 $t + \Delta t$ での膜電位を試算し，もし次の時刻で閾値を超えるようならその時刻 $(t + \Delta t)$ でス

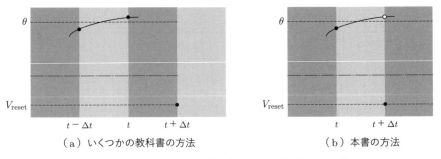

（a）いくつかの教科書の方法　　　　　（b）本書の方法

図 3.8　LIF モデルで膜電位をリセットするタイミング

パイクが発射されると考え，閾値を超えさせずに膜電位をリセットしている．こうする理由は，膜電位が閾値を超えてスパイクが発射されリセットされるというプロセスは時間幅 Δt 内で完了し，時刻 $t + \Delta t$ には膜電位はリセット済みだからである，という考えに基づいている．これはこれで正しそうに思える．

　両方とも正しそうだが，膜電位がリセットされる時刻が Δt だけずれる．Δt を 0 に近づければ両者は一致するので，これは結局時間に関する離散化の副作用である．発火を陽に計算しない LIF モデルではこれが限界であり，もし 1 ms 未満オーダーの発火時刻が及ぼす現象が重要である場合は，Δt を十分小さくするか，他のモデルを使うことにしよう．

3.2.4 不応期の導入 *

　HH モデルは，Na$^+$ チャネルの不活性化や K$^+$ チャネルの活性化により（図 3.2 の 5–10 ms 付近），スパイク発射直後に不応期に入る．一方，LIF モデルはゲート変数の機構をもたないため，不応期が存在しない．そのため，LIF モデルで不応期を実現するには，以下のような別のメカニズムを導入する必要がある．

- 後過分極電流 (I_{ahp}) を加える方法（3.1.4 項）
- 閾値を瞬間的に持ち上げる方法
- 膜電位の値を強制的に V_{reset} に固定する方法

最初の方法では，不応期の長さに相当する短い時定数の電流を加える．最後の方法では明示的にカウンタを導入するものであり，lif.c との差分が以下のリスト 3.4 である[*11]．

リスト 3.4　diff -u lif.c lif_refr.c

```
1  --- lif.c       2021-04-26 22:39:04.000000000 +0900
2  +++ lif_refr.c  2021-04-26 22:38:43.000000000 +0900
3  @@ -13,10 +13,13 @@
4   #define T       ( 1000.0 ) // ms; unused
5   #define NT      ( 1000   ) // ( T / DT )
6   #define I_EXT   (   12.0 ) // nA
7  +#define T_REFR  (    5.0 ) // ms; unused
8  +#define NT_REFR (    5   ) // ( T_REFR / DT )
9
10  int main ( void )
11  {
12    float v = V_REST;
```

[*11] diff は 2 つのファイル間の差分を出力するコマンドで，先頭に + が付いている行は追加された行，- が付いている行は削除された行を表す．

```
13  +   int32_t refr = 0; // counter for refractory period
14
15      for ( int32_t nt = 0; nt < NT; nt++ ) {
16        float t = DT * nt;
17  @@ -28,6 +31,7 @@
18        // Pretty-print spikes on membrane potentials. Note that spike time is
            not t but t + DT
19        if ( s ) { printf ( "%f %f\n%f %f\n", t + DT, v, t + DT, 0. ); }
20
21  -     v = s * V_RESET + ( ! s ) * v;
22  +     refr = s * ( NT_REFR ) + ( ! s ) * ( refr - 1 ); // set counter
23  +     v = ( refr > 0 ) ? V_RESET : v;
24      }
25  }
```

まず不応期の長さを T_REFR（ここでは 5 ms. この定数自体は使わない）にセットし（7 行目），Δt で割ってシミュレーションステップに換算したステップ数を NT_REFR とする（8 行目）．不応期のためのカウンタ refr を導入して初期化し，スパイクを発射したらカウンタの値を NT_REFR にセット，そうでなければ値を -1 する（22 行目）．カウンタの値が正の間（= 不応期の間）は膜電位を V_RESET に固定する（23 行目）．最後の文

```
23  +     v = ( refr > 0 ) ? V_RESET : v;
```

は**三項演算子**という記法で，条件（refr > 0）が真か偽かで V_RESET または v を返す．このような簡単な式の場合，if 文を使うよりも簡潔に記述できるので，積極的に利用しよう．

これで LIF モデルにも不応期を導入できる．ただし，もし本当に不応期中のダイナミクスが重要な役割を果たす可能性があるときは，このような人工的な実装ではなく，HH 型モデルを用いるべきである．

3.3 その他のニューロンモデル

3.3.1 イジケヴィッチモデル

HH モデルは膜電位 $V(t)$ とスパイクの生成に $m(t), h(t), n(t)$ を使う全部で 4 変数のモデルであり，LIF モデルは膜電位 $v(t)$ のみからなる 1 変数のモデルであった．両方のモデルとも，より複雑な挙動をさせるためには新たに電流を追加する必要があり，それにともなって必要な変数が増えていった．変数が増えればそれだけ計算が複雑になり，計算時間もメモリもより必要になる．

そこで，単一ニューロンの挙動を数字的に解析した Eugene Izhikevich は，2 変数からなるニューロンモデルを開発した[61,62]．**イジケヴィッチモデル**とよばれるこのモデルは，以下の式で記述される．

$$C\frac{dV}{dt} = k(V(t) - E_{\mathrm{leak}})(V(t) - E_{\mathrm{t}}) - u(t) + I_{\mathrm{ext}}(t),$$

$$\frac{du}{dt} = a\left(b(V(t) - V_{\mathrm{leak}}) - u(t)\right)$$

(3.12)

ここで，C はキャパシタンス，$V(t)$ は時刻 t の膜電位，E_{leak} は静止電位，E_{t} は膜

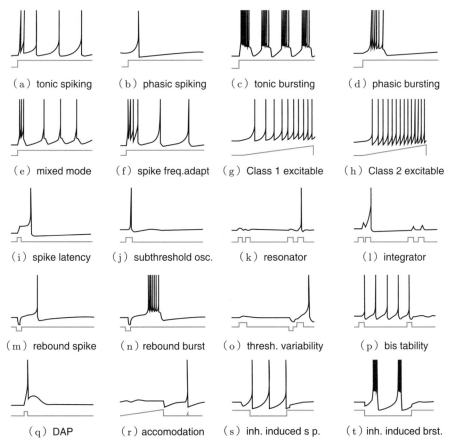

（a）tonic spiking　（b）phasic spiking　（c）tonic bursting　（d）phasic bursting

（e）mixed mode　（f）spike freq.adapt　（g）Class 1 excitable　（h）Class 2 excitable

（i）spike latency　（j）subthreshold osc.　（k）resonator　（l）integrator

（m）rebound spike　（n）rebound burst　（o）thresh. variability　（p）bis tability

（q）DAP　（r）accomodation　（s）inh. induced s p.　（t）inh. induced brst.

図 3.9　イジケヴィッチモデルによる様々な発火パターン．Eugene Izhikevich のホームページ*12 上にある MATLAB のスクリプトを実行して作成した．

---

*12 https://www.izhikevich.org/publications/whichmod.htm （最終アクセス 2021 年 11 月 12 日）

電位の上限を表す閾値電位，$u(t)$ は復帰電流とよばれる内部パラメータ，k, a, b は定数である．膜電位 $V(t)$ が閾値 θ を超えるとニューロンはスパイクを発射するものとし，かつ $V(t)$ と $u(t)$ をそれぞれ c と $u(t) + d$ にセットする．ここで，定数 c はリセット電位，d は過分極の強度を表す．変数は $V(t)$ と $u(t)$ の 2 つだけだが，定数 a–d を変化させることで，このモデルは実際のニューロンが示す様々な挙動を再現することが可能である（図 3.9）．

3.3.2　ポアソンスパイク

　神経回路シミュレーションでは，具体的なニューロンモデルを仮定せずに適当にスパイク列を生成したい場面が頻繁にある．たとえば，バックグラウンドノイズ[*13]としてランダムなスパイクをすべてのニューロンに与えたいとか，外部刺激を発火頻度で表現し，それに基づいてスパイクを発生させたいといった場面である．そのような場合に用いられるのが**ポアソンスパイク**である．

　ポアソンスパイクの生成法はきわめて単純である．シミュレーションの時間刻みを Δt (DT) としよう．まず，一定の発火頻度 f [spikes/s] (f) でランダムなスパイクを生成する方法は以下である．

```
1  for ( int32_t nt = 0; nt < NT; nt++ ) {
2    double t = nt * DT;
3    double r = sfmt_genrand_real2 ( &rng );
4    bool s = ( r < f * DT );
5  }
```

1 行目はシミュレーションのステップ回数のループであり，シミュレーションの時間が T のとき，T を Δt で分割して $NT = T/\Delta t$ (= NT) である．2 行目でステップ回数を時刻 t に変換する（あとで使う）．3 行目で $[0, 1)$ の乱数を発生させる．4 行目がスパイク発射の計算であり，s（真または偽）がスパイク発射の有無を表す．簡単にいうと，ステップごとに乱数を振って，スパイクを発射するかどうかを決めるだけである．

　話を簡単にするために，まず 1 s 間のシミュレーションを時間刻み幅 1 ms で実施し，発火頻度 100 spikes/s でスパイクを生成することを考えよう．s で表せば $T = 1$，$\Delta t = 0.001$，$NT = 1000$，$f = 100$ であり，ms で表せば $T = 1000$，$\Delta t = 1$，NT

[*13] 大脳皮質の細胞には，とくに意味のある活動をしていないとき，もしくは活発に発火をしていないときに，極低頻度でランダムなタイミングで発火しているものがいる．このような意味がないと見られる活動を，背景の雑音のような活動ということで，バックグラウンドノイズとよぶことがある．

$= 1000, f = 0.1$ である．後者で f の値が 0.1 になる理由は，1 s で 100 発ということは 1 ms あたり $100/1000 = 0.1$ 発だからである．後者で話を進めると，ループの各ステップで乱数を振って 4 行目の計算に入るが，いま $f\Delta t$ の値は 0.1 なので $1/10$ の確率で s = 真 になる（つまりスパイクを発射する）．ループ 1 回あたり $1/10$ の確率でスパイクを発射し，ループは $NT = 1000$ 回繰り返されるので，平均的には $0.1 \times 1000 = 100$ 発のスパイクが発射される，ということでつじつまがあう．s を基準にして考えても，3 行目は $f\Delta t = 100 \times 0.001 = 0.1$ となるので，同じ計算をすることになる．ms を基準にして発火頻度が 50 spikes/s であれば $f\Delta t = 0.05 \times 1 = 0.05$ なので，1000 回ループが繰り返されれば平均的には 50 回スパイクが発射される．あるいは $\Delta t = 5$ ms であれば $NT = 1000/5 = 200$ かつ $f\Delta t = 0.1 \times 5 = 0.5$ となるので，200 回ループが繰り返されて毎回 0.5 の確率でスパイクが発射されれば，平均的なスパイク数は 100 発となる．

このように，ポアソンスパイクは時間のループの中で毎回乱数を振って，発射するかどうかを決めるものである．スパイクの発射は毎回の試行で独立になる．これをポアソンスパイクとよぶ理由は，このように毎回独立になる離散的な確率過程のことをポアソン過程とよぶからである．

上記の例では発火頻度は f で一定あったが，時間的に変化する場合 $f(t)$ でも，以下のように同様に計算できる．

```
1  for ( int32_t nt = 0; nt < NT; nt++ ) {
2    double t = nt * DT;
3    double r = sfmt_genrand_real2 ( &rng );
4    bool s = ( r < f ( t ) * DT );
5  }
```

3.4 シナプスのシミュレーション

スパイク伝播による膜電位の変化はシナプス電流（式 (1.3)）を加えることで表現されるとすでに述べた．シナプスの計算はコンダクタンス値を変化させることに対応する．1 個のポスト側のニューロンに対して，1 個のプレ側のニューロンが結合していることを考える．シナプスの基本的なモデルは**指数減衰シナプス**とよばれるもので，コンダクタンス値 $g_{\mathrm{syn}}(t)$ を次式で計算する．

$$g_{\mathrm{syn}}(t) = \overline{g}_{\mathrm{syn}} \sum_{f \in S(t)} \exp\left(-\frac{t - t^{(f)}}{\tau}\right) \Theta\left(t - t^{(f)}\right) \tag{3.13}$$

ここで，$\bar{g}_{\mathrm{syn}}$ はスパイク1発あたりの最大コンダクタンス値で，たとえばプレ側からの神経伝達物質の放出量や，ポスト側の密度などで決まる定数である．プレ側のニューロンはスパイク列 $S(t)$ を発射するとし，スパイク f の発射時刻を $t^{(f)}$ とする．τ は時定数で，スパイク1発あたりのコンダクタンス値の減衰を表す．具体的にはコンダクタンス値が $1/e$ 倍になるまでの値である．$\Theta(x)$ はヘビサイドのステップ関数で，$\Theta(x)=1\ (x \geq 0)$ または $0\ (x < 0)$ である[*14]．

指数減衰シナプスによるコンダクタンスの変化の様子を図 3.10 に示す．プレ側のニューロンから単発のスパイクが到達すると，コンダクタンスは瞬時に上昇し，時定数 τ に従って減衰して 0 に戻る．そして，コンダクタンスと，膜電位の反転電位からの差の積によって，シナプス電流が発生する（式 (1.3)）．もし複数のスパイクが同時あるいは非常に短い時間間隔で到達すると，シナプス電流の値はその重ね合わせになる．

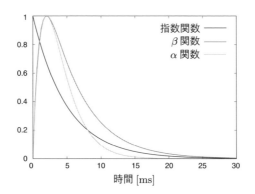

図 3.10　シナプスコンダクタンスの時間変化．指数関数（式 (3.13)），β 関数（式 (3.14)），α 関数（式 (3.15)）の形状をそれぞれ黒，グレー，薄いグレーの線でプロットした．パラメータはそれぞれ $\tau = \tau_{\mathrm{decay}} = 5\,\mathrm{ms}$, $\tau_{\mathrm{rise}} = 1\,\mathrm{ms}$, $\tau'' = \tau' \ln(\tau_{\mathrm{decay}}/\tau_{\mathrm{rise}}) \approx 2.0\,\mathrm{ms}$ とした．

次に，より複雑なシナプスのモデルを説明していく．指数減衰シナプスではスパイクの到達と同時に瞬間的に電流が発生するが，実際には到達してから徐々に電流が発生する．AMPA 型のように減衰自体が素早いシナプスの場合は瞬時に発生するが，NMDA 型のような場合は発生までに少し時間がかかる．そのような増幅過程を導入することが可能である．まず，次式のように2種類の指数関数の差で表す方法がある．

[*14]　ヘビサイドのステップ関数は $x = 0$ での値は未定義であるが，$0, 1/2, 1$ などの値がしばしば使われる．本書では 1 とする．

$$g_{\text{syn}}(t) = \overline{g}_{\text{syn}} B \sum_{f \in S(t)} \left(\exp\left(-\frac{t - t^{(f)}}{\tau_{\text{decay}}}\right) - \exp\left(-\frac{t - t^{(f)}}{\tau_{\text{rise}}}\right) \right) \Theta\left(t - t^{(f)}\right)$$

$$(3.14)$$

ここで，τ_{rise}, τ_{decay} はそれぞれ増幅，減衰の時定数であり，$\tau_{\text{rise}} < \tau_{\text{decay}}$ である．時定数の異なる指数関数どうしの引き算なので，時刻 $t = 0$ では値が 0 から始まり，$t = \tau' \ln\left(\tau_{\text{decay}}/\tau_{\text{rise}}\right)$ にて最大値をとり，その後徐々に減衰する．ここで，$\tau' = \tau_{\text{decay}}\tau_{\text{rise}}/(\tau_{\text{decay}} - \tau_{\text{rise}})$ である．また，$B = \left((\tau_{\text{rise}}/\tau_{\text{decay}})^{\tau'/\tau_{\text{decay}}} - (\tau_{\text{rise}}/\tau_{\text{decay}})^{\tau'/\tau_{\text{rise}}}\right)^{-1}$ は，その最大値を 1 に正規化するための定数である．式 (3.14) には β 関数という名前がついている．また $\tau_{\text{rise}} = \tau_{\text{decay}} = \tau''$ とすると，

$$g_{\text{syn}}(t) = \overline{g}_{\text{syn}} \sum_{f \in S(t)} \frac{t}{\tau''} \exp\left(1 - \frac{t - t^{(f)}}{\tau''}\right) \Theta\left(t - t^{(f)}\right) \qquad (3.15)$$

という式に変形できる[*15]．式 (3.15) は α 関数とよばれる．α 関数は $t = \tau''$ で最大値をとる．

3.4.1 シナプスの数値計算法

さて，シナプスコンダクタンスを計算するときは，過去に受け取ったスパイクすべてについて和を（正確には指数関数との畳み込みを）計算する必要がある．素朴にやろうとするとこれまでのスパイク列をすべて保持しておいて，1 ステップごとに毎回計算をし直すことになるが，これはとても効率が悪いので，より賢い方法で計算したい．

文献 [104] は次式で同じ計算ができることを示しているので，これを使おう．まず，普通の指数減衰シナプスの場合，コンダクタンス値 $g_{\text{syn}}(t)$ を次式で計算する．

$$g_{\text{syn}}(t) = \overline{g}_{\text{syn}}\text{Sum}_1(t) \qquad (3.16)$$

ここで，

$$\text{Sum}_1(t + \Delta t) = \exp\left(-\frac{\Delta t}{\tau}\right)\text{Sum}_1(t) + S(t) \qquad (3.17)$$

であり，$\text{Sum}_1(0) = 0$, $S(t)$ は時刻 t にスパイクが来たかどうかで 1, 0 の値をとる関数である．β 関数は指数関数の引き算なので，$\text{Sum}_2(0) = 0$ として

$$g_{\text{syn}}(t) = \overline{g}_{\text{syn}} B \left(\text{Sum}_1(t) - \text{Sum}_2(t)\right) \qquad (3.18)$$

[*15] 式 (3.14) で $\tau_{\text{rise}} = \tau_{\text{decay}} = \tau''$ とし，ロピタルの定理を使えばよい．

$$\text{Sum}_1(t + \Delta t) = \exp\left(-\frac{\Delta t}{\tau_{\text{decay}}}\right)\text{Sum}_1(t) + S(t),$$

$$\text{Sum}_2(t + \Delta t) = \exp\left(-\frac{\Delta t}{\tau_{\text{rise}}}\right)\text{Sum}_2(t) + S(t) \tag{3.19}$$

と書くことができ，さらに α 関数についても計算をする方法が論文では紹介されている．また，これらを一般化した方法として，Matrix Exponential 法とよばれる方法も提案されている[93]．

もう 1 つの方法は，コンダクタンスの式を最初から微分方程式で記述するものである[111]．式 (3.13) の両辺を微分すると，

$$\frac{dg_{\text{syn}}}{dt} = -\frac{1}{\tau}g_{\text{syn}}(t) + \overline{g}_{\text{syn}}\sum_{f \in S(t)} \delta(t - t^{(f)}) \tag{3.20}$$

となる．ここで，$\delta(t)$ はディラックの δ 関数である*16．$\Theta(t)$ の微分が $\delta(t)$ になることに注意しよう．これを時間に関して離散化すれば，膜電位と同様に数値的に解くことができる．

3.4.2 コンダクタンスベースモデルとカレントベースモデル

ニューロンにコンダクタンスベースモデルとカレントベースモデルの違いがあるように，シナプスにも同様の違いがある．

これまでの説明では，いずれも $g(t)$ をコンダクタンス値として考えており，シナプス電流 $I_{\text{syn}}(t)$ は式 (1.3) に基づいて計算する必要があった．これを，コンダクタンスベースのシナプスとよぶ．コンダクタンスベースのニューロン（たとえば HH モデル）と組み合わせて利用されることが多い．

一方で，$g_{\text{syn}}(t)$ を直接シナプス電流の値として考え，$I_{\text{syn}}(t) = w \cdot g_{\text{syn}}(t)$ とすることもある．ここで，w は結合強度を表す定数であり，興奮性結合であれば正，抑制性結合であれば負の値をとる．これをカレントベースのシナプスとよぶ．カレントベースの場合はプレ側のニューロンからの入力スパイクの個数がそのまま電流の強度になる．ポスト側のニューロンの膜電位の値を必要としないため，計算は少し簡単になる．カレントベースのニューロン（たとえば LIF モデル）と組み合わせて利用されることが多い．

これらについてもどちらがよいということではなく，状況に応じて使い分けるの

---

*16 任意の連続関数 $f(x)$ に対して $\displaystyle\int_{-\infty}^{\infty} f(x)\delta(x)dx = f(0)$ を満たす関数のこと．

がよい．1 つの判断基準は，反転電位によるシナプス電流の性質を考慮すべきかどう
か？ である．抑制性シナプスの場合，カレントベースでは高頻度のスパイク電流に
対して負の電流がいくらでも大きくなるが，コンダクタンスベースでは膜電位が反転
電位まで過分極するとそれ以上は電流が流れなくなる．以降では，LIF モデルとカレ
ントベースのシナプスの組合せを中心に考えていく．

3.4.3 シナプス遅延

シナプスのプレ側のニューロンがスパイクを発射すると，そのスパイクは軸索内を
伝播し，シナプス終末から化学物質が分泌されて受容体に結合することで，初めてポ
スト側のニューロンのコンダクタンスが変化する．その間には数 ms 程度の時間的な
遅延がある．このような**シナプス遅延**を陽に取り入れることも可能である．本書では
基本的に遅延のないネットワークを題材とするが，遅延を入れたシミュレーションは
あとで解説する（3.5.3 項）．

3.5 ネットワークのシミュレーション

では，シナプスの計算法もわかったので，ネットワークを作っていこう．一番簡単
なネットワークはニューロン 2 個からなるものなので，まずはそこからはじめよう．

3.5.1 ニューロン 2 個のシミュレーション

ニューロンどうしがシナプスでつながっておらず，完全に独立な場合は，lif.c
をベースにしてニューロン数を増やすようにすればよい．コードは lif2.c である．
lif.c との差分だけを以下のリスト 3.5 に掲載する．

リスト 3.5 diff -u lif.c lif2.c

```
1  --- lif.c        2021-04-26 22:39:04.000000000 +0900
2  +++ lif2.c       2021-04-26 22:39:00.000000000 +0900
3  @@ -13,21 +13,26 @@
4   #define T        ( 1000.0 ) // ms; unused
5   #define NT       ( 1000   ) // ( T / DT )
6   #define I_EXT    (   12.0 ) // nA
7  +#define N        (    2   ) // # of neurons
8
9   int main ( void )
10  {
11 -  float v = V_REST;
12 +  float v [ N ] = { V_REST, V_REST - 15. };
```

```
13 +   bool s [ N ] = { false, false };
14
15     for ( int32_t nt = 0; nt < NT; nt++ ) {
16       float t = DT * nt;
17 -     printf ( "%f %f\n", t, v );
18 +     printf ( "%f %f %f\n", t, v [ 0 ], v [ 1 ] );
19
20 -     v += DT * ( - ( v - V_REST ) + R_M * I_EXT ) / TAU;
21 -     bool s = ( v > THETA );
22 +     for ( int32_t i = 0; i < N; i++ ) {
23 +       v [ i ] += DT * ( - ( v [ i ] - V_REST ) + R_M * I_EXT ) / TAU;
24 +       s [ i ] = ( v [ i ] > THETA );
25 +     }
26
27       // Pretty-print spikes on membrane potentials. Note that spike time is
             not t but t + DT
28 -     if ( s ) { printf ( "%f %f\n%f %f\n", t + DT, v, t + DT, 0. ); }
29 +     if ( s [ 0 ] ) { printf ( "%f %f %f\n%f %f %f\n", t + DT, v [ 0 ], v [
             1 ], t + DT, 0., v [ 1 ] ); }
30 +     if ( s [ 1 ] ) { printf ( "%f %f %f\n%f %f %f\n", t + DT, v [ 0 ], v [
             1 ], t + DT, v [ 0 ], 0. ); }
31
32 -     v = s * V_RESET + ( !s ) * v;
33 +     for ( int32_t i = 0; i < N; i++ ) { v [ i ] = s [ i ] * V_RESET + ( !
             s [ i ] ) * v [ i ]; }
34     }
35 }
```

　7 行目でニューロン数 N を $N = 2$ と定義する．12 行目で膜電位の初期化を行う
が，変数 v は配列になる．片方の膜電位を V_{rest} [mV]，もう片方を $V_{rest} - 15$ [mV] に
初期化する．同じ初期値にすると完全に同じ挙動をしてしまい，グラフで表示したと
きに区別ができないからである．13 行目ではスパイクを格納する変数 s をやはり配
列として定義する．また，18 行目の膜電位の表示も変更する．膜電位の試算とスパ
イク生成も 2 ニューロンになるので for ループで繰り返す（22–25 行目）．スパイク
波形の表示（29, 30 行目）はニューロンごとに行う．膜電位の更新（33 行目）も for
ループで繰り返す．

　これを実行すると，図 3.11 のような波形が表示される．2 個のニューロンは膜電
位の初期値が異なるのでスパイク発射のタイミングがずれるが，それ以外は同じ挙動
を示す．gnuplot で 2 つの別のカラムを同時に表示するときは，以下のように using
を使う．

```
node00:~/snsbook/code/part1/lif$ make lif2
:
node00:~/snsbook/code/part1/lif$ ./lif2 > lif2.dat
node00:~/snsbook/code/part1/lif$ gnuplot
:
gnuplot> plot 'lif2.dat' using 1:2 with lines, 'lif2.dat' using 1:3 with
    lines
```

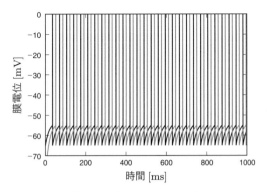

図 3.11　2 個のニューロンの膜電位のプロット．図の見方は図 3.7 と同じ．黒とグレー
　　　　がそれぞれ別のニューロンを表す．

3.5.2　2 ニューロンのネットワーク

　この 2 個のニューロンを一番簡単なカレントベースの指数減衰シナプスで結合し
て，最小のネットワークを構築しよう．コードは network.c である．lif2.c との
差分だけを以下のリスト 3.6 に掲載する．

リスト 3.6　diff -u lif2.c network.c

```
 1   --- lif2.c       2021-04-26 22:39:00.000000000 +0900
 2   +++ network.c    2021-04-26 22:38:33.000000000 +0900
 3   @@ -14,18 +14,23 @@
 4    #define NT       ( 1000   ) // ( T / DT )
 5    #define I_EXT    (   12.0 ) // nA
 6    #define N        (    2   ) // # of neurons
 7   +#define TAU_SYN  (    5.0 ) // ms
 8   +#define R_SYN    (    1.0 ) // MOhm
 9   +#define W        (    2.0 ) // connection weight
10
11    int main ( void )
12    {
13      float v [ N ] = { V_REST, V_REST - 15. };
14   +  float i_syn [ N ] = { 0., 0. };
15      bool s [ N ] = { false, false };
16
17      for ( int32_t nt = 0; nt < NT; nt++ ) {
18        float t = DT * nt;
19        printf ( "%f %f %f\n", t, v [ 0 ], v [ 1 ] );
20
21   +    for ( int32_t i = 0; i < N; i++ ) { i_syn [ i ] = exp ( - DT / TAU_SYN
          ) * i_syn [ i ] + W * s [ ( i + 1 ) % 2 ]; }
22        for ( int32_t i = 0; i < N; i++ ) {
23   -      v [ i ] += DT * ( - ( v [ i ] - V_REST ) + R_M * I_EXT ) / TAU;
24   +      v [ i ] += DT * ( - ( v [ i ] - V_REST ) + R_SYN * i_syn [ i ] + R_M
          * I_EXT ) / TAU;
25          s [ i ] = ( v [ i ] > THETA );
26        }
```

　コードの変更点は以下のとおりである．7–9 行目でシナプスの定数を定義する．時定数は 5 ms (TAU_SYN)，シナプス電流の形式的な抵抗は 1 MΩ (R_SYN)，カレントベースのシナプスを用いるので反転電位は導入せず，結合強度 W を 2.0 とした．正の値なので興奮性のシナプス結合となる．21 行目でシナプス電流の計算を行い，24 行目で膜電位の試算をする際にシナプス電流を加える．

　シナプス電流の計算（21 行目）が中心部分である．3.4.1 項で紹介した方法で，相手のスパイク s[(i+1) % 2] を使って電流を計算する．自分がニューロン i の場合，相手はニューロン $(i+1)$ % 2 であることに注意しよう（% 2 は 2 で割った余り）．これに結合強度 W をかける．

　このネットワークのシミュレーションをすると，スパイクのタイミングが徐々に揃っていく様子が確認できる（図 3.12(a)）．このような状態を**同期発火**，もしくは**同期状態**とよぶことがある．一方，結合強度 W の符号を負にして互いを抑制性シナプスで結合すると，スパイクのタイミングは徐々に交互になっていく（図 (b)）．このような状態は，**逆相同期状態**とよぶことがある．このように，たった 2 個の単純なニューロンであっても，結合の仕方を変えるだけで，そのネットワークの挙動は大きく変化する．これがネットワークの難しさである．2 ニューロンでもこうなので，ヒトの脳のように 860 億ニューロンもある場合，莫大なパターンが発生しうることは想像に難くない．

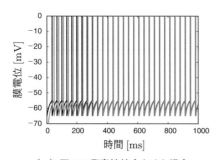
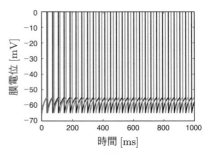

（ａ）互いに興奮性結合させた場合　　　　（ｂ）互いに抑制性結合させた場合

図 3.12　2 ニューロンのネットワークのシミュレーション．変化をわかりやすく見るために，膜電位の初期値を (a) では大きく −15 mV，(b) では小さく −1 mV ずつそれぞれずらした．見方は図 3.7 と同じ．（→ 口絵参照）

3.5.3　シナプス遅延を取り入れたシミュレーション *

　シナプス遅延を陽に取り入れることも可能である．ここでは簡単のため，ニュー

ロンはシナプス遅延の期間中に高々 1 発しかスパイクを発射しないものと仮定する.
この仮定は不応期がシナプス遅延よりも長ければ成立するし,こう仮定することで,
それより以前のスパイクの情報を保持しなくてもよくなる[*17].5 ms の不応期と 2 ms
のシナプス遅延の両方を取り入れたコードが network_delay.c である.network.c
との差分だけを以下のリスト 3.7 に掲載する.

リスト 3.7 diff -u network.c network_delay.c

```
1   --- network.c   2021-04-26 22:38:33.000000000 +0900
2   +++ network_delay.c    2021-04-26 22:38:26.000000000 +0900
3   @@ -17,27 +17,37 @@
4    #define TAU_SYN (     5.0 ) // ms
5    #define R_SYN   (     1.0 ) // MOhm
6    #define W       (     2.0 ) // connection weight
7   +#define T_REFR  (     5.0 ) // ms; unused
8   +#define NT_REFR (     5   ) // ( T_REFR / DT )
9   +#define DELAY_SYN ( 2.0 ) // ms; unused
10  +#define NDELAY_SYN ( 2   ) // ( DELAY_SYN / DT )
11
12   int main ( void )
13   {
14     float v [ N ] = { V_REST, V_REST - 15. };
15     float i_syn [ N ] = { 0., 0. };
16     bool s [ N ] = { false, false };
17  +  int32_t ts [ N ] = { 0, 0 };
18  +  int32_t refr [ N ] = { 0, 0 };
19
20     for ( int32_t nt = 0; nt < NT; nt++ ) {
21       float t = DT * nt;
22       printf ( "%f %f %f\n", t, v [ 0 ], v [ 1 ] );
23
24  -    for ( int32_t i = 0; i < N; i++ ) { i_syn [ i ] = exp ( - DT / TAU_SYN
         ) * i_syn [ i ] + W * s [ ( i + 1 ) % 2 ]; }
25  +    for ( int32_t i = 0; i < N; i++ ) { i_syn [ i ] = exp ( - DT / TAU_SYN
         ) * i_syn [ i ] + W * ( ts [ ( i + 1 ) % 2 ] + NDELAY_SYN == nt ); }
26       for ( int32_t i = 0; i < N; i++ ) {
27         v [ i ] += DT * ( - ( v [ i ] - V_REST ) + R_SYN * i_syn [ i ] + R_M
         * I_EXT ) / TAU;
28         s [ i ] = ( v [ i ] > THETA );
29  +      ts [ i ] = ( s [ i ] ) * ( nt + 1 ) + ( ! s [ i ] ) * ts [ i ];
30       }
31
32       // Pretty-print spikes on membrane potentials. Note that spike time is
           not t but t + DT
33       if ( s [ 0 ] ) { printf ( "%f %f %f\n%f %f %f\n", t + DT, v [ 0 ], v [
         1 ], t + DT, 0., v [ 1 ] ); }
34       if ( s [ 1 ] ) { printf ( "%f %f %f\n%f %f %f\n", t + DT, v [ 0 ], v [
         1 ], t + DT, v [ 0 ], 0. ); }
35
36  -    for ( int32_t i = 0; i < N; i++ ) { v [ i ] = s [ i ] * V_RESET + ( !
         s [ i ] ) * v [ i ]; }
37  +    for ( int32_t i = 0; i < N; i++ ) {
38  +      refr [ i ] = s [ i ] * ( NT_REFR ) + ( ! s [ i ] ) * ( refr [ i ] -
         1 );
```

[*17] スパイクが発射されてからシナプス遅延の時間が過ぎたら,そのスパイクのことは忘れてよいため.

```
39  +        v [ i ] = ( refr [ i ] > 0 ) ? V_RESET : v [ i ];
40  +      }
41    }
42  }
```

7, 8 行目は不応期の長さの定義，9, 10 行目はシナプス遅延時間の定義である．17, 18 行目で直前のスパイクの発射時刻を保持する変数 ts と不応期のカウンタ refr を用意する．25 行目でシナプス電流の計算をするが，「プレ側のニューロンのスパイク時刻 + シナプス遅延 = いまの時刻」だったらそのスパイクを加える．29 行目は最後のスパイク時刻を保持する．37–40 行目で不応期と膜電位を更新する．

3.5.4 ランダムネットワークのシミュレーション

2 個のニューロンからなるネットワークは小さすぎて，ごく普通のノートパソコンでもあっという間に計算が終わってしまうだろう．これでは面白くないので，もう少し大きなネットワークを考えよう．具体的には 4000 個のニューロンを 4:1 で興奮：抑制に振り分け，確率 $p = 0.02$ でランダムに結合させた，ランダムネットワークを考える[14]．このネットワークは，もともと大脳皮質の興奮性・抑制性ニューロンの相互作用を調べるために開発されたが，現在は様々な神経回路シミュレータのスパコン上での計算性能を試すベンチマークとしても利用されている，スタンダードなものである[13]．

膜電位の式は式 (3.9)–(3.11) と同様である．

$$\frac{dv}{dt} = - (v(t) - V_{\mathrm{rest}}) + ge(t) + gi(t)$$

$$v(t) > \theta \Rightarrow S(t) = 1, v(t) \leftarrow V_{\mathrm{reset}}$$

$$v(0) = V_{\mathrm{init}}$$

ここで，$v(t)$ は時刻 t での膜電位，$\tau = 20\,\mathrm{ms}$ は時定数，$V_{\mathrm{rest}} = -49\,\mathrm{mV}$ は静止電位，$ge(t), gi(t)$ はそれぞれ興奮性，抑制性のシナプス電流，$\theta = -50\,\mathrm{mV}$ はスパイク発射のための閾値，$V_{\mathrm{reset}} = -60\,\mathrm{mV}$ はリセット電位，$V_{\mathrm{init}} = -60 + 10 \times \mathrm{rand}(t)$ は膜電位の初期値，$\mathrm{rand}(t)$ は $[0, 1)$ の一様乱数である．一方，シナプス電流は次式で計算する．

$$ge(t) = \exp\left(-\frac{\Delta t}{\tau_e}\right) ge(t - \Delta t) + w_e \sum_{j \in \text{exc}} S_j(t),$$

$$gi(t) = \exp\left(-\frac{\Delta t}{\tau_i}\right) gi(t - \Delta t) + w_i \sum_{j \in \text{inh}} S_j(t) \tag{3.21}$$

ここで，$\tau_e, \tau_i = 5, 10\,\text{ms}$ はそれぞれ時定数，exc, inh はそれぞれ興奮性，抑制性の
ニューロン集団，$w_e = 1.62/\tau_e, w_i = -9/\tau_i\,[\text{mV}]$ はそれぞれスパイク入力 1 発あた
りの後シナプス電位の変化量，$S_j(t) \in \{0, 1\}$ はニューロン j が時刻 t でスパイクを
発射した場合 1，そうでなければ 0 である．

コードは code/part1/random/random.c である．以下のようにコンパイルして
実行すると spike.dat というファイルが生成され，gnuplot で表示すると図 3.13
のようなスパイク時刻のプロット（**ラスタープロット**）が得られる．

```
node00:~/snsbook/code/part1/random$ make
gcc -O3 -std=gnu11 -Wall -I../misc/SFMT-src-1.5.1 -DSFMT_MEXP=19937 -c
    random.c
:
gcc -O3 -std=gnu11 -Wall -I../misc/SFMT-src-1.5.1 -DSFMT_MEXP=19937 -o
    random random.o SFMT.o timer.o -lm
node00:~/snsbook/code/part1/random$ ./random
Elapsed time = 16.529303 sec.
node00:~/snsbook/code/part1/random$ gnuplot
:
gnuplot> plot 'spike.dat' with dots
```

4000 個のニューロンの膜電位を一度にプロットしてもまともに見えないので，以
降はこのようにスパイク時刻だけをプロットする[*18]．

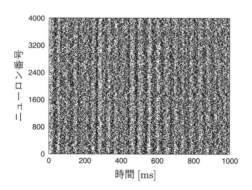

図 3.13　ランダムネットワークのラスタープロット

[*18]　プロットの仕方は付録 A.2 節を参照のこと．

コードの概要は以下のとおりである.

リスト 3.8 `random.c:loop`

```
109    for ( int32_t nt = 0; nt < NT; nt++ ) {
110      calculateSynapticInputs ( n );
111      updateCellParameters ( n );
112      outputSpike ( nt, n );
113    }
```

時間に関するループ（109 行目）の中でシナプス入力の計算をし（110 行目），ついで膜電位の値を更新する（111 行目）．ニューロンの計算が終わったら，スパイクの情報をファイルに出力する（112 行目）．

著者らの計算機 (Intel Xeon E5-2650 v4 2.2GHz) を普通に使って計算すると，1 回のシミュレーションに 17 s かかった．この程度の規模ならこのくらいの計算時間で収まるが，もしネットワークをより大きくしていくと，莫大な計算時間がかかるようになる．あるいは，学習中の神経活動を調べるために，1 s ではなく数分～数時間分のシミュレーションを行うのであれば，それに比例して計算時間は増える．計算を高速化する手法の 1 つとして**並列計算**があり，それを第 III 部で紹介する.

3.6 スパイク列の解析手法

さて，ラスタープロットはニューロン活動を視覚的に概観するにはよいが，定量的な議論をするためにはスパイク列の量的/統計的な解析を行う必要がある．すでに I-F カーブを描くために 1 個のニューロンの発火頻度を計算しているが（3.1.3 項），ちょうどニューロン集団の発火パターンが得られたところなので，もう少し踏み込んだ説明をしよう．スパイク統計については，文献 [91] がきちんと説明している良書である.

3.6.1 発火頻度

発火頻度 f の計算の仕方は色々存在する．3.1.3 項で計算した発火頻度は，正確には**時間平均発火頻度**とよばれ，T [s] 間[*19]に発射されたスパイク数 N に対して，$f = N/T$ と計算するものである．図 3.12 のニューロンの場合は 1000 ms 間で 29 発

---

*19 $T < 1$ でもよい.

だったので，$29\,\mathrm{spikes/s}$ である[*20].

　時間平均の発火頻度は十分長い時間間隔を仮定して平均をとることを想定している．これは，ニューロンが刺激中はずっと一定の周期でスパイクを発射するような場合は理想的だが，ごく短期間で非常に高頻度でスパイクを発射し，その後すぐに静止してしまうような場合（これを**バースト発火**とよぶ）には，発火頻度の時間変化の情報が失われてしまう．

　連続する 2 つのスパイク f_1, f_2 が，時刻 t_1, t_2 で発射されたとする．このとき，発火の間隔 ISI（**スパイク間隔**）$= t_2 - t_1$ の逆数 $\nu = 1/\mathrm{ISI}$ を**瞬時発火頻度**とよぶ．ニューロンが一定の周期で発火している場合は，時間平均の発火頻度と瞬時発火頻度は一致する．たとえば図 3.12 と同じ例の場合は，ISI が $34\,\mathrm{ms}$ だったので，$1000/34 \approx 29\,\mathrm{spikes/s}$ となる．

3.6.2　相互相関

　図 3.12 の例では 2 つのニューロンはともに $29\,\mathrm{spikes/s}$ で発火した．しかし，ネットワークのつなぎ方を変えることで，同じタイミングで発火したり，逆のタイミングで発火したりした．発火頻度という尺度ではこのネットワークの挙動の違いを表すことができない．

　2 つのニューロン間の関係を示すために用いるのが**相関**という考え方である．時間間隔 $[0, T]$ を考え，ニューロン $i \in \{1, 2\}$ のスパイク列が $S^{(1)}(t)$, $S^{(2)}(t)$ と与えられたとする．ここで $S^{(i)}(t)$ はニューロン i が時刻 t でスパイクを発射したら 1，そうでなければ 0 とする．時間に関して Δt で離散化し，区間の数を $N = T/\Delta t$ とする．2 つのニューロン間の活動の相関（**相互相関**）$C^{(1,2)}(\tau)$ を以下で定義する．

$$C^{(1,2)}(\tau) = \sum_{n=1}^{N} S^{(1)}(n) S^{(2)}\left(n + \frac{\tau}{\Delta t}\right) \tag{3.22}$$

ここで，τ は時間差を表す．相互相関は，2 つのニューロンの発火がどれくらいの時間差で揃うのか（あるいは揃わないのか）を示す．

　図 3.12 の相互相関を計算すると，**図 3.14** のようになる．一見同期しているように見えた場合（図 (a)，同位相）も実は $\tau = 4\,\mathrm{ms}$ ずれて発火しており，逆のタイミングの場合（図 (b)，逆位相）は $\tau = 17\,\mathrm{ms}$ ずれて発火していることがわかる．

---

*20　これを計算するときに，$2000\,\mathrm{ms}$ 間のシミュレーションを行い，最初の $1000\,\mathrm{ms}$ 間のデータは捨てて後半の $1000\,\mathrm{ms}$ 間のデータのみを用いている．シミュレーションの最初は初期値に依存する過渡的な応答を含むので，このような解析をする場合はネットワークの挙動が定常的になるまで待つ必要がある．

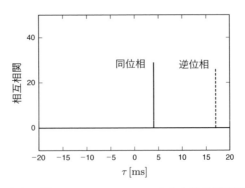

図 3.14 図 3.12 の 2 つのニューロンにおける相互相関

自分自身との相関は**自己相関**とよばれ，$\tau = 0$ で最大値をとる．発火が周期的に発生する場合，自己相関ではその発火の周期に相当する時間遅れでピークが現れるため，発火が周期的かどうかを判定する際に用いられる．

3.6.3 集団平均と試行平均

次は，4000 ニューロンのランダムネットワークについて考えよう（図 3.13）．この場合も個々のニューロンごとに時間平均を考えることができるが，今度はニューロン集団としての**集団平均発火頻度**を求めることができる（**図 3.15**）．刺激開始からのニューロンのスパイク列を並べて，適当な時間幅（ビン幅）Δ を考えてその幅で時間間隔を n 個のビンに分割する．各ビンに含まれるスパイク数を数えて，Δ とニューロン数で割って単位時間あたりの 1 ニューロンあたりのスパイク数，つまり集団平均発火頻度を計算する．

図 3.13 のラスタープロットに関して集団平均を計算してみた（**図 3.16**）．ビン幅を 1 ms, 10 ms, 100 ms と変えたときの様子をプロットしている．ビン幅が小さすぎると瞬間的に発火頻度が上昇する瞬間がランダムに現れている．ビン幅が大きすぎると発火頻度は時間的に一定である．中間のビン幅では約 50 ms ごとに山が現れ，ニューロン集団の発火が周期的に同期していることが見てとれる．このように，集団平均を計算する際は，調べたい時間スケールにあわせてビン幅を適切に選ぶ必要がある．

上記は 1 試行における複数ニューロンの（集団平均）発火頻度を考えた．一方，刺激に対する単一ニューロンの応答を複数試行で繰り返し測定し，試行間の平均的な発火頻度を知りたい場合がある．ニューロンの膜電位やイオンチャネルの状態の変動などで，同じ刺激を与えてもニューロンの挙動は試行ごとに微妙に異なるからである．このような平均のとり方を**試行平均**とよぶ．計算の仕方は集団平均の場合とほぼ等し

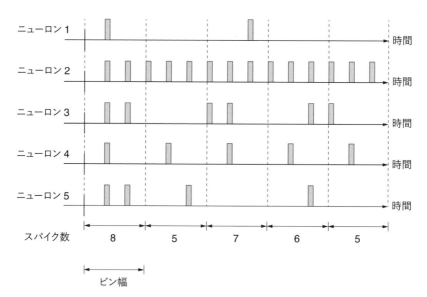

図 3.15 集団平均発火頻度の計算法. ニューロン 5 個のスパイク列を例にしている.
グレーの縦棒が発火を表す.

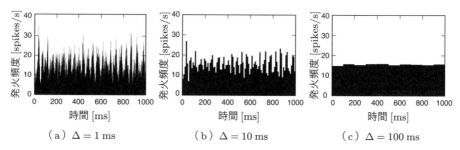

(a) $\Delta = 1$ ms   (b) $\Delta = 10$ ms   (c) $\Delta = 100$ ms

図 3.16 ランダムネットワークの興奮性ニューロンの集団平均. ビン幅 Δ を変えて
プロットした.

く, 図 3.15 の例でいえば, ニューロン 1–5 のスパイク列を, 時刻 0 で刺激が与えら
れる試行 1–5 におけるニューロン 1 (たとえば) に置き換えればよい. こうして得ら
れるヒストグラムには, **PSTH** (Peri-Stimulus Time Histogram) という名前がつい
ている. PSTH の計算例は第 6 章で紹介する.

PSTH においても, ちょうどよいビン幅を選ぶことが重要である. ニューロンの発
火にある種の確率過程を想定することで, 最適なビン幅を求める手法が提案されてい
る[100].

3.6.4 分散係数

3.3.2 項ではポアソンスパイクの生成法を紹介した. ポアソンスパイクは, 平均的な発火頻度だけを設定し, 実際のスパイクのタイミングはランダムになる. スパイク列がどれくらいランダムか? を計算する尺度として, **分散係数** (Coefficient of Variation, CV) という値が定義されている.

N 個のスパイクの列 $S = \{f_1, \ldots, f_N\}$ が与えられ, それらの発火時刻が $t_1, \ldots, t_N$ であるとする. ここで N は十分大きな値とする. 連続する 2 つのスパイク f_i, f_{i+1} に対して, その間隔を $\mathrm{ISI}_i = t_{i+1} - t_i$ と定義する. $\mathrm{ISI}_1, \ldots, \mathrm{ISI}_{N-1}$ の平均 μ と標準偏差 σ を計算すると, CV は

$$\mathrm{CV} = \frac{\sigma}{\mu} \tag{3.23}$$

と計算される.

ポアソン過程に従う確率過程では $\mu = \sigma$ となることが証明されているので, ポアソンスパイクの CV は 1 となる. 一方, 一定の間隔で発射されたスパイク列では $\sigma = 0$ となるので CV は 0 である. CV は 0 から 1 までの値をとり, 値が 1 に近いほどスパイク列はランダムである.

3.7 ニューロンの形状まで考慮したシミュレーション⋆

最後に, ニューロンの空間的な形状まで考慮したシミュレーションについて説明しよう.

これまでの説明では, ニューロンの空間的な形状は無視して, 単に空間上の 1 点として考えてきた. ニューロンを点で表現しても, その基本的な性質である多入力を受け, 和をとり, 閾値を超えるかどうかを判定し, スパイクを発生させるという機構は実現可能である. つまり, 個々のニューロンの情報処理というよりも, ネットワークとしての挙動がより重要である, という立場である. まずはそれを前提とし, ニューロンというのは単一の膜電位と, その膜電位に依存する 1 セットのイオンチャネルおよびシナプス結合を持つものとして表現されてきた.

一方, 実際のニューロンは特徴的な空間形状を持っており (図 3.17), 膜電位のイオンチャネルの種類や膜電位の値は位置に応じて異なる. こういった形状を考慮することにより, 従来考えられていたよりもはるかに高度な情報処理を単一のニューロンで実施できるのではないか, ということが考えられてきている[67,98]. たとえば樹状突起上の複数の場所を順番に刺激すると, 刺激の順番に応じてニューロンの応答の仕

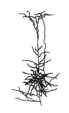 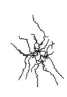 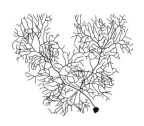

図 3.17　様々なニューロンの空間形状. 左：大脳皮質錐体細胞[113]. 中央：大脳基底核
中型有棘細胞[74]. 右：小脳プルキンエ細胞[5]. 画像は NeuroMorpho.Org[7]
から取得 (NMO_02236, NMO_04519, NMO_35058).

方が変化する[12,89]. この性質を用いると刺激シーケンスの弁別が可能になるが, 形
状を持たない場合は刺激の区別ができない. 最近でも, たとえば文献 [40] は, 樹状突
起上での非線形な計算により, XOR (排他的論理和) という論理演算が行えることを
実験とシミュレーションの両方で示した. XOR は多層パーセプトロンによって学習
可能になる操作であるため[85], 単一ニューロンで多層パーセプトロン相当の学習能
力を持ちうる, という主張である. そうだとすると脳は多数のニューラルネットをさ
らにネットワークにした深層ネットワークであると考えられ, その計算能力は非常に
強力になることが想像できる[*21].

3.7.1　モデル化の方法

　空間形状を持つニューロンの場合, 細胞内を電流が流れるため, 細胞内の位置ごと
に異なる膜電位の値を持つ. また, 位置ごとに独立したイオンチャネル, シナプス結
合を持ちうる. 膜電位の値は, この場合は細胞内での位置と時間の関数 $V(x, t)$ とし
て書き表される. ここで, x は細胞内での空間的な位置, t は時間をそれぞれ表す.
膜電位 $V(x, t)$ は次式で計算される.

$$C_m \frac{\partial V}{\partial t} = \frac{\lambda^2}{R_m} \frac{\partial^2 V}{\partial x^2} - I_{\text{ion}}(x, t) + I_{\text{syn}}(x, t) + I_{\text{ext}}(x, t) \tag{3.24}$$

ここで, C_m は単位面積あたりのキャパシタンス, λ は**距離定数**（後述）, R_m は単位面
積あたりの膜抵抗, $I_{\text{ion}}(x, t)$ は膜のイオン電流, $I_{\text{syn}}(x, t)$ はシナプス電流, $I_{\text{ext}}(x, t)$
は外部電流である. 電流に関して, 位置 x の関数にもなっていることに注意する.
膜電位は空間と時間の関数なので, 微分は偏微分になる. 右辺第 1 項を除けば, 式
(3.24) は従来の膜電位の式とさほど変わらない. 単に変数 x が増えただけである.

---

*21　もっとも, 実際のところ何がどれくらいできるかはわからない.

肝心なのは右辺第 1 項 $\dfrac{\lambda^2}{R_m}\dfrac{\partial^2 V}{\partial x^2}$ である．$\dfrac{\partial^2 V}{\partial x^2}$ は**拡散項**とよばれ，空間内の異なる 2 点で膜電位が異なれば，その電位差に依存して電流が生じるという効果を表す．距離定数 λ は，距離が λ 離れると膜電位は $1/e$ に減衰することを意味する[*22]．

　ここで注目しておきたいのは，細胞のパラメータに空間的な単位がついてくるということである．たとえば，HH モデルにもパラメータには $1/\mathrm{cm}^2$ という単位がついていたが，計算上は左辺と右辺の単位が揃ってさえいればよく，具体的な形状は考えていなかったので，空間的な単位は無視して単位面積あたりの計算をしていた．今度は細胞の形状を考えるので，膜の表面積や樹状突起の長さを陽に取り込む必要がある．

　では，肝心の $\dfrac{\partial^2 V}{\partial x^2}$ をどう処理するのかを説明する．基本的には時間微分と同じで，空間的な差分をとればよい．話を簡単にするために，まず分岐のない 1 本のケーブルを考え，その上でどう電流が流れるのかを考える．ケーブルを微小区間 Δx で N 分割し，各点での膜電位を $V(x,t)$ と書くことにして，

$$\frac{\partial^2 V}{\partial x^2} \approx \frac{\partial}{\partial x}\frac{V(x+\Delta x/2,t)-V(x-\Delta x/2,t)}{\Delta x}$$

と差分化する．ここで差分のとり方に注意すると，位置 x を中心にして左右に $\Delta x/2$ ずつずらして計算している．このような方法を**中心差分**とよぶ．中心差分をもう一度繰り返すと，

$$\begin{aligned}
\frac{\partial^2 V}{\partial x^2} &\approx \frac{\partial}{\partial x}\frac{V(x+\Delta x/2,t)-V(x-\Delta x/2,t)}{\Delta x}\\
&= \frac{1}{\Delta x}\left(\frac{\partial V(x+\Delta x/2,t)}{\partial x}-\frac{\partial V(x-\Delta x/2,t)}{\partial x}\right)\\
&\approx \frac{1}{\Delta x}\left(\frac{V(x+\Delta x,t)-V(x,t)}{\Delta x}-\frac{V(x,t)-V(x-\Delta x,t)}{\Delta x}\right)\\
&= \frac{V(x+\Delta x,t)-2V(x,t)+V(x-\Delta x,t)}{\Delta x^2}
\end{aligned}$$

という式が得られる．つまり，ある点 x から見ると，その両端の点 $x+\Delta x$，$x-\Delta x$ との電位差に応じて電流が流れる，という意味である．

　以上，説明が長くなったが，こういう考え方をもとにして，次のようなモデル化を考える（**図 3.18**）．まずニューロン（図 (a)）を，電気的に均一[*23]である，短いケーブルに分割し，間を抵抗でつなぐ（図 (b)）．ケーブルの長さを l，直径を d，ケーブル

[*22]　時定数が，膜電位の時間に関する減衰を表すことに相当する．

[*23]　その内部には電位の勾配はないという意味．

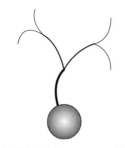 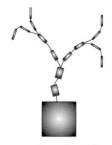

（a）対象とするニューロンの形状 （b）コンパートメントの連結による表現

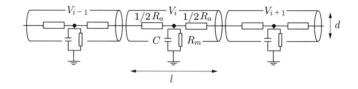

（c）コンパート間の電気的結合

図 3.18 マルチコンパートメントモデルの概略

内の長軸方向の抵抗を R_a とする．なお，λ の値は $\lambda = \sqrt{dR_m/2R_a}$ と計算される．このケーブルを**コンパートメント**とよぶ．コンパートメントの添字を i とすると，分岐がない場合（図 (c)）のコンパートメント i の膜電位 $V_i(t)$ は，次式に従う．

$$C_m \frac{\partial V_i}{\partial t} = g_{i,i+1}(V_{i+1} - V_i) - g_{i,i-1}(V_i - V_{i-1}) - I_{\mathrm{ion}}(i,t) + I_{\mathrm{syn}}(i,t) \\ + I_{\mathrm{ext}}(i,t) \tag{3.25}$$

ここで，$g_{i,j}$ はコンパートメント i と j の間のコンダクタンスである．この 2 コンパートメント間の抵抗値は

$$R_a \frac{l_i}{\pi d_i^2} + R_a \frac{l_j}{\pi d_j^2} \tag{3.26}$$

なので，この逆数をとり，さらにコンパートメント i の表面積 $\pi d_i l_i$ で割れば，2 コンパートメント間のコンダクタンス値 $g_{i,j}$ を計算できる．すなわち，

$$g_{i,j} = \frac{d_i d_j^2}{R_a l_i \left(l_i d_j^2 + l_j d_i^2\right)} \tag{3.27}$$

と書ける．また，分岐がある場合は，式 (3.25) の右辺の最初の 2 項が 3 項に増える．

このようなモデル化を，複数の電気的に均一なコンパートメントで構成することから，**マルチコンパートメントモデル**とよぶ．各コンパートメントはそれぞれ独立した膜電位とイオンチャネル，シナプス結合を持つため，いってみれば形状を考慮しない

場合の単一ニューロンに相当する[*24]. このことから, マルチコンパートメントモデルは, 単一ニューロンを電気的に結合したものとみなすことができる. 言い換えると, 1 個の形状を持つニューロンを 100 コンパートメントで構成する場合, その計算は, 100 個の形状を持たないニューロンのシミュレーションを実施し, かつそれらの間のコンダクタンスを介した相互作用を計算することとほぼ同義になる[*25].

3.7.2 マルチコンパートメントモデルのシミュレーション

マルチコンパートメントモデルの例として, 文献 [112] の海馬 CA3[*26] モデルを実装して試してみよう. このモデルは一次元的に配置された 19 コンパートメントからなるモデルであり, 各コンパートメントはそれぞれ独立した大きさと長さを持ち, それぞれに膜電位とイオンチャネルが割り当てられている (図 3.19). イオンチャネルの式や各種パラメータの詳細は膨大になるので, 元論文を参照してほしい.

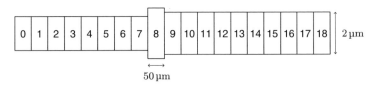

図 3.19 海馬 CA3 モデルのニューロンの空間形状. 長方形が各コンパートメント, 数字がコンパートメントの番号を表す.

コードは code/part1/multi/traub.c である[*27]. 以下のようにコンパイルして実行すると, 細胞体に 0.1 nA の電流を入力した場合のシミュレーションが実行される. 細胞体 (コンパートメント 8) の膜電位をプロットすると, 特徴的なスパイクの波形が得られる (図 3.20(a)).

```
node00:~/snsbook/code/part1/traub$ make
gcc -O3 -std=gnu11 -Wall -c traub.c
gcc -O3 -std=gnu11 -Wall -o traub traub.o -lm
node00:~/snsbook/code/part1/traub$ ./traub > traub.dat
node00:~/snsbook/code/part1/traub$ gnuplot
:
gnuplot> plot 'traub.dat' using 1:10 with lines
```

---

*24 形状を考慮しないニューロンモデルは**シングルコンパートメントモデル**である.

*25 実際には, 用いる数値計算法を変えることが多いため, マルチコンパートメントのほうが計算は重くなる.

*26 海馬内で入力を受けとる領域の 1 つ. 8.1 節参照.

*27 モデルが十分単純なので, オイラー法で解いた.

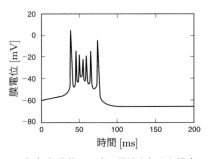

（a）細胞体に一定の電流を加えた場合の
　　　細胞体の膜電位

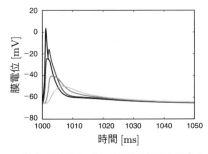

（b）細胞体にパルス電流を加えた場合の
　　　細胞体と樹状突起の膜電位

図 3.20　海馬 CA3 モデルの膜電位の波形．(b) 細胞体からスタートして 3 コンパート
　　　　メントごとの膜電位を表示した（黒 → グレーの順）．（→ 口絵参照）

　ここで，`traub.dat` の 1 列目は時刻であり，コンパートメント 8 の膜電位の値は
10 列目になることに注意しよう．また，時刻 1000 ms のところで 1 ms 間だけ 10 nA
の電流を入力すると，細胞体で瞬時にスパイクが発射され，それが樹状突起上を減衰
しながら逆に伝播していく様子が見てとれる（図 (b)）．このように，空間的な広が
りを持つニューロン膜電位の時空間的な挙動を調べることができるのが，マルチコン
パートメントモデルである．

Column

Makefile を書こう！

　コードの規模が小さく 1 ファイルで収まる場合は，毎回コンパイル時に gcc -O3 -o ... とコマンドラインで手入力してもなんとかなるが，規模が大きくなるとファイルを分割したくなる．あるいは，規模はそうでもなくても，たとえば，細胞の種類ごとに別ファイルで定義したいというようなことはよくある．分割コンパイルはコードの可読性をあげ，開発の生産性を高めるので，使えるようになっておくとよい．

　分割コンパイルを支えるテクノロジーは，まずは make である．コマンドラインで make と入力するだけで自動的にコンパイルされ，実行ファイルが生成される．make の動作を記述するのが Makefile である．

　まず，分割コンパイルの雛形を用意しよう．コードは code/column/make/ にある．

リスト 3.9　main.c

```
1  #include <stdio.h>
2  #include "skel.h"
3
4  int main ( void )
5  {
6    foo ( );
7  }
```

main 関数は関数 foo をよぶ．foo の定義は skel.c, skel.h に書いてある．

リスト 3.10　skel.c

```
1  #include <stdio.h>
2  #include "skel.h"
3
4  void foo ( void ) { /* ... */ }
```

いまは雛形の準備だけなので，foo はとりあえず何もしない．

リスト 3.11　skel.h

```
1  #pragma once
2  extern void foo ( void );
```

2 行目は関数の extern 宣言であり，main.c はこの宣言を見て関数の存在を知る．1 行目については若干の説明をする．かつては慣例として以下のように書かれていた．

```
1  #ifndef __SKEL_H__
2  #define __SKEL_H__
3
4  extern void foo ( void );
5
6  #endif // __SKEL_H__
```

skel.h はコンパイル実行中に main.c と skel.c の両方から参照されるが，同じ定義や宣言が何度も繰り返されると重複だということで，コンパイラはエラーを出力して停止する．コンパイル実行中に 1 回だけ定義や宣言がなされるように，この特殊な書き方を用いていた．しかし現在主要なコンパイラは#pragma once という書き方をサポートしており，この 1 行で同じ動作をする．

　これらをコンパイルする Makefile は以下のようになる．

リスト 3.12　Makefile.1

```
1  CC = gcc
2  CFLAGS = -O3 -std=gnu11 -Wall
3
4  all: main
5
6  main: main.o skel.o
7          $(CC) $(CFLAGS) -o $@ $^
8
9  main.o: main.c skel.h
10         $(CC) $(CFLAGS) -c $<
11
12 skel.o: skel.c skel.h
13         $(CC) $(CFLAGS) -c $<
14
15 clean:
16         rm -f main *.o
```

1, 2 行目はコンパイラとコンパイルオプションの指定である．4 行目は

```
4  all: main
```

となっており，コロンの左側 (all) を**ターゲット**，右側 (main) を**依存関係**とよぶ．make を引数なしで実行すると Makefile 中の一番先頭のターゲットが実行される．よって，この例では依存関係 main を解消しようとする．6 行目が main の依存関係を表し，7 行目依存関係が解消されたあとに実行する**コマンド**を表す．**コマンド**の先頭は空白ではなくタブであることに注意する．6, 7 行目の意味は，main.o, skel.o が作成されたら，

```
7          $(CC) $(CFLAGS) -o $@ $^
```

を実行せよ，ということである．ここで $@, $^ は**自動変数**とよばれ，それぞれターゲットと依存関係に展開される．よって，このコマンドは

```
gcc -O3 -std=gnu11 -Wall -o main main.o skel.o
```

と等しい．同様に，9, 10 行目は main.o を，12, 13 行目は skel.o を生成するための指示である．それぞれ skel.h を include しているため，依存関係に加えている．自動変数 $< は依存関係の先頭の要素に展開される．よって，たとえば 10 行目は

```
10          gcc -O3 -std=gnu11 -Wall -c main.c
```

となる．

ここまで用意したら，あとはコマンドラインで make すればよい．

```
node00:~/snsbook/code/column/make$ make
gcc -O3 -std=gnu11 -Wall -c main.c
gcc -O3 -std=gnu11 -Wall -c skel.c
gcc -O3 -std=gnu11 -Wall -o main main.o skel.o
node00:~/snsbook/code/column/make$ ls
Makefile        main.c          skel.c          skel.o
main*           main.o          skel.h
```

とコンパイルされ，main ができる．明示的に引数を指定して，

```
node:~/snsbook/code/column/make$ make main
```

と実行しても同じ結果が得られる．

make が素晴らしいのは，ファイルを修正した場合は，それに依存したファイルだけが再コンパイルされるというものである．たとえば，

```
node00:~/snsbook/code/column/make$ touch main.c
node00:~/snsbook/code/column/make$ make
gcc -O3 -std=gnu11 -Wall -c main.c
gcc -O3 -std=gnu11 -Wall -o main main.o skel.o
```

のように main.c のタイムスタンプを人為的に更新すると，次の make では main.c だけが再コンパイルされる．skel.c, skel.h は再コンパイルされない．同様に，

```
node00:~/snsbook/code/column/make$ touch skel.h
node00:~/snsbook/code/column/make$ make
gcc -O3 -std=gnu11 -Wall -c main.c
gcc -O3 -std=gnu11 -Wall -c skel.c
gcc -O3 -std=gnu11 -Wall -o main main.o skel.o
```

のように skel.h のタイムスタンプを更新すると，main.c, skel.c の両方が依存し
ているため両方とも再コンパイルされる．

　最後に，

```
node00:~/snsbook/code/column/make$ make clean
rm -f main *.o
```

と，簡単に掃除ができるような指示も入れておくとよい（15, 16 行目）．

　ところで，main.o, skel.o は同じ指示を繰り返し書いており，冗長である．そこ
で，以下のようなより簡単な記法で書くとよい．

リスト 3.13 Makefile

```
1  CC = gcc
2  CFLAGS = -O3 -std=gnu11 -Wall
3
4  all: main
5
6  main: main.o skel.o
7          $(CC) $(CFLAGS) -o $@ $^
8
9  main.o skel.o: skel.h
10
11 .c.o:
12          $(CC) $(CFLAGS) -c $<
13
14 clean:
15          rm -f main *.o
```

9 行目は main.o, skel.o は skel.h に依存していることを書いており，これはこ
れまでと同様である．11, 12 行目が新しい記法であり，**サフィックスルール**とよば
れる．

リスト 3.14 Makefile

```
11 .c.o:
12          $(CC) $(CFLAGS) -c $<
```

.c の拡張子のファイルは，次のコマンドに従って.o を生成せよ，という意味である．
　make は初歩の初歩である．現在は autoconf や cmake 等，様々なビルドツールが
存在する．よいツールを見つけて活用してほしい．

Part II

脳の様々な現象を再現する

第 I 部では，神経科学と計算神経科学の基本的な知識を学び，実際に神経回路シミュレーションを行うために必要なニューロンとシナプスの数理モデル，ならびにその数値解法について紹介した．第 I 部の最後では LIF モデルのニューロンを指数減衰シナプスでランダムに結合したネットワークを構築し，その挙動をシミュレートできるようになった．これにより，スパイクを発射するニューロン（**スパイキングニューロン**）のモデルを使ったネットワーク（**スパイキングネットワーク**）による神経回路シミュレーションを始めるための準備が整ったと言える．一方で，これはあくまでも練習でありベンチマークなので，いまのところ神経科学的にすごく面白い！というほどではない．

そこで第 II 部では，実際に脳内で見られる現象をスパイキングネットワークで再現することを試みる．とくにいくつかの例では，ニューロンの活動に応じてシナプス結合の強さを調節する**シナプス可塑性**を実装し，それによって脳の**学習**のシミュレーションを行う．学習は脳が持つ柔軟かつ頑健な情報処理機構の源である．シナプス可塑性には様々な形式があり，既存のシミュレータはその一部しか提供していないので，自分で 1 からコードを開発できるようになる意義がある．

さらに，脳のモデルは現象の再現，予言のみならず，様々な工学的な応用にも用いられてきた．そのような例もいくつか紹介する．とくに，近年は**ニューロモルフィック計算**とよばれる文脈で，約 20 W といわれる低消費電力な脳の情報処理機構に再び脚光が集まっている．その核となっているのはスパイキングニューロンであり，スパイクの伝播である．

第 II 部は読み物としても機能するように，まず脳の面白い現象を先に紹介し，その後それを再現するシミュレーションを実際に動かしてみる，という順番で話をしていく．シミュレーションもさることながら，脳そのものの不思議さと神経科学研究の面白さを感じてもらえればうれしい．

第 **4** 章

脳とは何か

まず，脳そのものについて簡単に見ていこう．

4.1 脳の構造と機能

脳は我々の頭蓋骨に収まっている器官である（**図4.1**）．脳は**大脳・小脳・間脳・脳幹**の4つの部位に大きく分けられる[65]．大脳は，**大脳皮質**・その下にある**白質**・さらに深部にある**大脳基底核・扁桃体・海馬**に大きく分けられる（**皮質下構造**とよぶ）．我々が「脳」と言ったときにイメージするのが大脳であり，たいていの場合それは大脳皮質である．大脳皮質はニューロンが密集しているので灰白色に見え，一方白質は軸索の線維が密集しているので白色に見える．小脳は後頭部に位置し，脳幹に結合している文字どおり小さな脳であるが，脳全体のニューロンの約8割は小脳に存在する[8]．間脳は**視床・視床下部**からなる．とくに視床は，身体の情報を大脳皮質に伝達する，あるいは大脳皮質と大脳基底核・小脳を相互結合するための中継地点であると考えられている．脳幹はさらに**中脳・橋・延髄**に分けられる．中脳にはドーパミンを

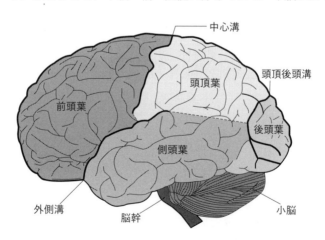

図 4.1 脳の構造[118]．大脳は深い溝（中心溝・外側溝・頭頂後頭溝）によって4つの葉に区分される．Public domain.

生産する**黒質**とよばれる部位が存在し，大脳基底核における強化学習（第 7 章）のための信号を生成していると考えられている．また，橋は大脳皮質からの信号を小脳に伝達するための中継地点である．

4.2 脳の学習とシナプス可塑性

脳を脳たらしめている最大の要因は，**学習**によって自分自身の挙動を変化させることであろう．これにより自らを環境の変化に適応させることで生き残ってきたと考えられる．

神経における学習とは，ニューロン間の結合の強さを変化させることである．つまり，記憶はシナプスに蓄積されており，シナプス結合の強さを変えることで記憶を書き換える．この仕組みを**シナプス可塑性**とよぶ．

4.2.1 ヘブ則 — Neurons that fire together, wire together

シナプス可塑性の基本的なメカニズムとして，Donald O. Hebb によって提唱された，**ヘブ則**あるいは**ヘブ学習**とよばれるものがある[49]．シナプス結合した 2 つのニューロンが同時に発火したら，その間の結合を強くするというものである（**図 4.2**）．

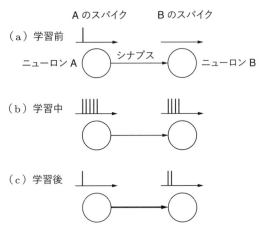

図 4.2 ヘブ則の概念図．(a) ニューロン A のスパイク 1 発ではニューロン B は十分な興奮性入力が得られずスパイクを発射できない．(b) ニューロン A が高頻度に発火するとニューロン B も同様にスパイクを発火し，A と B が同時にスパイクを発射するようになる．(c) ヘブ則によって A–B 間のシナプス結合が強くなり，ニューロン A のスパイク 1 発に対してもニューロン B はスパイクを発射できるようになる．矢印の大きさでシナプス結合の強度を表している．

Hebb 自身はコンセプトとしてこの学習則を提唱しただけだったが，実際の神経回路で同様の現象（**長期増強**; Long-Term Potentiation, LTP）が発見されたこと[9]，またそのメカニズムとしてシナプスに存在する NMDA レセプターが重要な役割を担っていることが解明され，確立された[10]．

実際には，ヘブ則のみでは結合は一方的に強くなるだけなので，安定的に学習を行うためには結合を弱める仕組みも必要である．時間とともに自然に減衰させたり，ニューロン間の発火が同時でないときに弱めたり（アンチヘブ則），より直接的にシナプス結合の強度の総和が一定になるよう正規化するなど，様々な手法が提案されている．

4.2.2 スパイクタイミング依存可塑性

ヘブ則はニューロンの発火頻度に基づいたコンセプトであるが，それをスパイク 1 発 1 発に発展させたものが**スパイクタイミング依存可塑性** (Spike Timing-Dependent Plasticity, **STDP**) である[16]．STDP では，プレ側ニューロンとポスト側ニューロンのスパイク発射のタイミングによって，結合強度の増加・減少が決定される．具体的な学習ルールや数式は 5.3.2 項で紹介する．

4.3 脳の学習の種類

脳の学習には，大きく分けて以下の 3 種類の方法が存在する．

- **教師なし学習**
  教師なし学習とは，入力データ中に含まれる統計的な性質を抽出したり，クラスタリングしたりする学習である．**自己組織化**ともよばれる．次に説明する教師あり学習とは異なり，学習によって何が獲得・表現されるのかを明示的に指定することはできない．

- **教師あり学習**
  教師あり学習とは，訓練データとして文脈信号と教師信号の組がいくつか与えられ，文脈信号の入力に対して，対応する教師信号と同じ出力を返すようにする学習である．たとえば，様々な果物の名前とその色の組を，それぞれ文脈信号と教師信号として学習すると，学習後は果物の名前のみから色を出力するようになる．いわゆるニューラルネットワークの元祖である**パーセプトロン**[92]は，教師あり学習によってこのようなパターン認識を行うものであった．パー

セプトロンは，後述する小脳のモデル（第6章）として幅広いコンセンサスが得られている．

● **強化学習**

強化学習とは，与えられた文脈信号に対して適切な出力を試行錯誤で発見する学習である．その際，出力が適切だったかどうかを評価する報酬信号が与えられ，将来得られるであろう報酬の期待値を最大化するように学習を行うものである[106]．強化学習は世界で初めて碁の世界チャンピオンを破った Alpha Go[102] の中核でもあり，機械学習分野における最近の重要な話題の1つである．

銅谷は，大脳皮質・小脳・大脳基底核が担っているのがそれぞれ教師なし学習・教師あり学習・強化学習であると提唱している[25,26]．3つの脳部位が異なる学習方法を用いることで，頑健かつ柔軟な全脳での学習を可能にしていると推測される．一方で，その3つの脳部位が具体的にどのように連携して様々なタスクを実行しているのかは，複数の脳部位を同時に大規模に計測することがまだ難しいため，未だによくわかっていない．今後，脳全体の学習アルゴリズムに関する研究が進展することが期待される[121,125]．

第5章

大脳皮質

―――――――――――― 第 1 次視覚野の眼優位性マップ形成のシミュレーション

　最初に紹介するのは，もっともなじみがある大脳皮質である．感覚情報処理において，ニューロンは特定の刺激に対して選択的に応答する性質を持っており，その性質は後天的に獲得されうることが知られている．その獲得過程をスパイキングネットワークで再現する．

5.1　大脳皮質の構造と機能

　大脳皮質は，表面の深い溝によって**前頭葉・頭頂葉・後頭葉・側頭葉**に分けられる（図 4.1）．各脳葉はそれぞれ異なる機能を持つ．前頭葉はワーキングメモリや運動計画，運動制御，言語，頭頂葉は体性感覚や様々な感覚の連合，後頭葉は視覚，側頭葉は聴覚，言語，記憶を主に担っている．Korbinian Brodmann は大脳皮質を解剖学的構造の違いに基づいて 52 個の領域に分割した（ブロードマンの地図，**図** 5.1(a)）が，その構造はおおむね機能の違いに対応している．

　場所ごとに機能の違いはあれど，大脳皮質の神経回路はどこもほぼ等しく 6 層構造である（図 (b)）．表面に最も近い I 層は II/III 層のニューロンの樹状突起と，大脳皮質の別の領域からやってくる軸索がある．II/III 層は主に小型の錐体ニューロンからなっていて，大脳皮質の別の領域にあるニューロンから信号を受け取り，大脳皮質間の水平結合を構成している．IV 層は小型の球状ニューロンからなっていて，視床からの感覚入力が主要な入力信号である．V/VI 層は大型の錐体ニューロンからなっていて，他の大脳皮質領域や皮質下構造へと信号を送る．基本的な信号の流れは，IV 層 → II/III 層 → V/VI 層の順番であり，それに II/III 層への他の大脳皮質領野からの入力が加わるようにできている（図 (c)）．

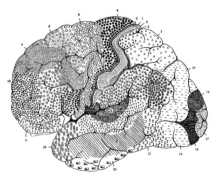

（a）ブロードマンの地図

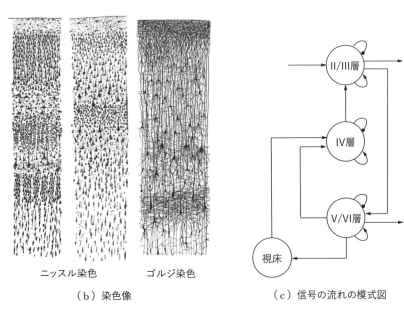

ニッスル染色 ゴルジ染色

（b）染色像 （c）信号の流れの模式図

図 5.1 大脳皮質の解剖学的構造．(a) ブロードマンの地図[15]．Public domain．(b)
大脳皮質の 6 層構造．染色法の違いによって見えるものが異なる[117]．Public
domain．(c) 矢印，丸矢印はそれぞれ興奮性，抑制性のシナプス結合を表し，
直線，曲線はそれぞれ層間，層内の結合を表す[11]．

5.2 大脳皮質の学習

　後述する小脳における登上線維入力や大脳基底核におけるドーパミン入力に代表さ
れる，教師あり学習における教師信号や強化学習における報酬予測信号のような特別
な入力は，大脳皮質でははっきりとしたものがないか，もしくは比較的弱い．そのた

め，大脳皮質で行われる学習は教師なし学習であると考えられている[*1]．それは感覚情報の学習において顕著であり，とくに第 1 次視覚野において膨大な研究がなされてきた．

大脳皮質の IV 層は身体からの感覚情報が最初に入ってくる場所であり，とくに視覚情報を最初に受け取る第 1 次視覚野 (V1) では厚い層を形成している．V1 の IV 層はこのように最初に視覚に関する情報処理が行われる場所であり，とくに視覚信号に含まれる統計的な特徴を抽出していると考えられている．

動物には右目と左目があり，それぞれの目から入ってきた視覚情報は視床を介して V1 の IV 層に入力し，大脳皮質での最初の情報処理が行われる．IV 層のニューロンは右目・左目のどちらか一方の入力に対して選択的に応答する性質を持っており，これを**眼優位性**とよぶ．また，皮質上で近くにいるニューロンどうしは同じ眼優位性を持っており，右目優位・左目優位の領域が皮質の表面上で縞模様もしくは斑点模様を形成していることが知られている．この空間的な構造を，**眼優位性マップ**もしくは**眼優位性カラム**とよぶ．

眼優位性マップは，基本的には生後の視覚経験によって形成されると考えられている[*2]．たとえば，生後すぐに片方の目を見えなくしてしまうと，見えてないほうの目からの入力に応答するニューロンが極端に少なくなることが実験的に知られている[99]．

眼優位性は，視床からの入力と IV 層のニューロンの間のシナプス結合の強さが変化することで生み出される性質である．IV 層のニューロンは，生後すぐの場合は右目・左目両方からの入力を受け取っているが，視覚経験を通してどちらか一方の結合だけが生き残ると考えられている．

なお，V1 ではこのように左右の入力が分離されるため，両眼視差を検出することが可能になる．第 2 次視覚野 (V2) では両眼の刺激に応答するニューロンの割合がより増える．さらに高次の視覚野に行くと，両眼視差を用いた奥行き知覚や立体視が可能になっていることが実験的にわかっている．

5.3 眼優位性マップ形成のシミュレーション

それでは，眼優位性マップの形成を再現するスパイキングネットワークを構築してみよう．

[*1] 一部，ドーパミン投射や報酬に関係した信号が見られるため，関与が指摘されている．

[*2] もっとも，種となる基本的な構造は遺伝的に決まっていると考えられている．脳の発達においてどこまでが先天的でどこからが後天的なのかは，神経科学の歴史における最大の議論の 1 つである．

5.3.1 モデル

参考にするのは眼優位性マップ形成の古典的なモデルである（図5.2）[82]．左目・右目の網膜内の光に応答する細胞である視細胞に対応するスパイキングニューロンを1つずつ用意し，それぞれは独立にスパイクを発射するものとする．シミュレーションプログラムでは100 spikes/s のポアソンスパイク（3.3.2項）とし，Δt（= 1 ms）ごとに乱数を振ってスパイク（0または1）を生成し，以下の変数に格納する．

$$\texttt{s\_eye}[X] = \begin{cases} 1 & \text{その時刻でスパイクを発射した} \\ 0 & \text{それ以外} \end{cases} \tag{5.1}$$

ここで，Xは左目（L）もしくは右目（R）の視細胞いずれかである．

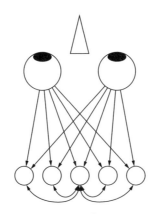

図5.2　眼優位性マップ形成モデルの概要

視覚野は2次元平面を考え，シミュレーションプログラムでは 32×32 個のニューロンを設定している．視覚野のニューロン i への入力は，視細胞からのスパイク入力 $\mathrm{aff}(i)$ と，皮質内のニューロン i, j 間の水平結合を介した他のニューロンからのスパイク入力 $\mathrm{lat}(i)$ からなる．$\mathrm{aff}(i)$ は視細胞 L, R のスパイクと，結合強度 $w_{i,\mathrm{L}}$, $w_{i,\mathrm{R}}$ の積和であり，次式で表される．

$$\mathrm{aff}(i) = w_{i,\mathrm{L}} \cdot \texttt{s\_eye}[\texttt{L}] + w_{i,\mathrm{R}} \cdot \texttt{s\_eye}[\texttt{R}] \tag{5.2}$$

$\mathrm{lat}(i)$ は，視覚野のニューロン j のスパイク（0または1）を変数 $\texttt{s\_ctx[j]}$ で，ニューロン i, j 間の水平結合の関数を $I(i, j)$ でそれぞれ定義し，次の式で計算する．

$$\mathrm{lat}(i) = \sum_j I(i, j) \cdot \texttt{s\_ctx[j]} \tag{5.3}$$

ここで簡単のために，水平結合の強さはニューロン間の距離に応じて決まるものとし，近距離は興奮性結合優位，長距離は抑制性結合優位のメキシカンハット型の関数としよう（**図5.3**）．

$$I(i,j) = k_1 \exp\left(\frac{-|i-j|^2}{2\sigma_1^2}\right) - k_2 \exp\left(\frac{-|i-j|^2}{2\sigma_2^2}\right) \tag{5.4}$$

ここで，$|i-j|$ は，皮質の2次元平面上でのニューロン i, j の距離とする[*3]．

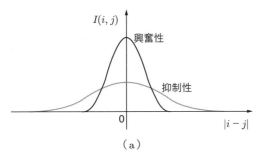

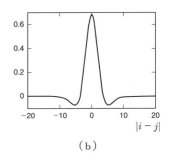

（a）　　　　　　　　　　　　　　　　（b）

図 5.3　水平結合の形状．横軸はニューロン間の距離，縦軸は結合強度を表す．(a) 興奮性ニューロンどうしが結合するのに比べて，抑制性ニューロンを介した結合はその分遠距離まで到達すると考えられるので，興奮性結合よりも抑制性結合の幅を広くする．(b) 式 (5.4) のプロット．パラメータは $\sigma_1^2 = 4.0$, $\sigma_2^2 = 13.0$, $k_1 = 1.0$, $k_2 = \sigma_1^2/\sigma_2^2$ とした．結合強度が負になるのは抑制性ニューロンを介して間接的に抑制性入力が入ることを意味する．また，実際には2次元の関数である．

この2つの値から電流 g_{aff}, g_{lat} を計算し，膜電位の更新，スパイク発射を行う．シナプス結合の強度の初期値は，左右から等しく結合しているとして，0.5 ± 0.1 の範囲でランダムに決める．ニューロンはカレントベースの LIF モデル（3.2 節），シナプスは指数減衰モデル（3.4 節）をそれぞれ採用する．

これだけでもネットワークとしては動作するが，シナプス可塑性のルールを導入していないため，当然眼優位性マップは形成されない．

5.3.2　シナプス可塑性

では，シナプス可塑性を導入していこう．4.2 節で触れた STDP について説明する．

STDP の考え方は非常に簡単である．プレ側のニューロンの発火とポスト側の発

[*3]　整数 i, j の差の絶対値ではないので注意．

火のタイミングを考える．もしプレ側の発火がポスト側の発火より少しだけ先行して起これば結合を強くする．これは，プレ側からのスパイク入力によってポスト側の発火が引き起こされる発火順序の関係が生じたときに，結合が強くなることを意味する．逆に，ポスト側の発火のほうがプレ側より少しだけ先行して起これば結合を弱くする．これは，ポスト側の発火はプレ側によって引き起こされていない発火順序の関係が生じたときに，結合が弱くなることを意味する（図 5.4）．ここで，オリジナルのヘブ則は結合を強めることしか考慮していなかったが，一般には弱める方向への拡張も含まれており，この STDP ルールにも増強・減弱の両方が取り込まれている．

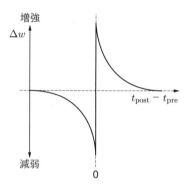

図 5.4　STDP の窓関数．横軸はプレとポストの発火の時間差，縦軸は結合強度の変化量である．

STDP には様々なバリエーションが存在するが，ここでは最も簡単な実装を考える（より詳しくは文献 [37] の 19.2.2 項を参照）．まず，**トレース**という値を用意する．i, j をそれぞれポスト側，プレ側のニューロンの添字とし，その間のシナプス結合の強度 w_{ij} を考える．プレ側のトレース x_j を以下のように定義する．

$$x_j(t) = \exp\left(-\frac{\Delta t}{\tau_{\text{pre}}}\right) x_j(t - \Delta t) + S_j(t) \tag{5.5}$$

ここで，τ_{pre} は減衰の時定数，$S_j(t)$ は時刻 t でニューロンがスパイクを発射したら 1，そうでなければ 0 である．式の形は指数減衰シナプスの計算（式 (3.16)）と同じである．トレースはスパイクを発射すると値が上昇し，その後指数的に減衰する．同様に，ポスト側のトレース y_i も考える．

$$y_i(t) = \exp\left(-\frac{\Delta t}{\tau_{\text{post}}}\right) y_i(t - \Delta t) + S_i(t) \tag{5.6}$$

τ_{post} は減衰の時定数である．トレースが STDP の指数関数の窓を表すことに注意しよう．つまり，時定数が STDP の窓関数の形状を規定する．この値を用いて，結合

強度を

$$w_{ij}(t + \Delta t) = w_{ij}(t) + \Delta w_{ij}(t),$$
$$\Delta w_{ij}(t) = -A_- y_i(t) S_j(t) + A_+ x_j(t) S_i(t) \tag{5.7}$$

と更新する．ここで，A_-, A_+ は定数である．簡単にいうと，プレ側のスパイク1発に対して，そのときのポスト側のトレースの値を引き，逆にポスト側のスパイク1発に対して，そのときのプレ側のトレースの値を足す．

このモデルには，眼優位性を指示する具体的な教師信号は存在しないことに注意しよう．STDP によって，自己組織的に自動的に眼優位性が形成されることが期待される．よって，これは教師なし学習の範疇に入る．

5.3.3 シミュレーション結果

では，実際にシミュレーションを実行してみよう．32×32 個の V1 のニューロンが，右目・左目からの入力を $100 \, \text{spikes/s}$ のポアソンスパイクとして独立に受け取り，さらに近傍の他のニューロンからもメキシカンハット型の水平結合を介してスパイクを受け取る．視細胞と V1 のニューロン間のシナプス結合強度を STDP によって変化させる．

コードは code/part2/od/ である．フォルダごとコピーして make すると od が作成されるので，実行する．実行すると，before.dat, after.dat が生成される．

```
node00:~/snsbook/code/part2/od$ make
gcc -O3 -std=gnu11 -Wall -I../misc/SFMT-src-1.5.1/ -DSFMT_MEXP=19937 -o
    SFMT.o -c ../misc/SFMT-src-1.5.1/SFMT.c
gcc -O3 -std=gnu11 -Wall -I../misc/SFMT-src-1.5.1/ -DSFMT_MEXP=19937 -o od
    od.c SFMT.o -lm
node00:~/snsbook/code/part2/od$ ./od
node00:~/snsbook/code/part2/od$ ls
Makefile        SFMT.o          after.dat        before.dat        od*
                od.c            work/
```

before.dat, after.dat はそれぞれ学習前，学習後の V1 ニューロンの眼優位性である．ここで，ニューロン i の眼優位性を $w_i^{\text{od}} = w_{i,L} - w_{i,R}$ と定義した．$[-1, +1]$ の範囲の値をとり，負であれば右目優位，正であれば左目優位である．それぞれのファイルは，gnuplot を使って次のように可視化すればよい．

```
1  node00:~/snsbook/code/part2/od$ gnuplot
2  :
3  gunplot> set palette defined (-1 "blue", 0 "white", 1 "red")
4  gnuplot> set pm3d map
```

```
5  gnuplot> set size square
6  gnuplot> set cbrange [-1:1]
7  gnuplot> set xrange [0:31]
8  gnuplot> set yrange [0:31]
9  gnuplot> splot 'before.dat'
```

この部分の表示は特殊なので，少し説明する．やりたいことは，32×32 の 2 次元平面上の各点に割り当てられた値を，俯瞰して表示することである．4 行目で俯瞰した平面図を作成し，5 行目で平面を正方形にする．6 行目で表示する値の範囲を -1 から 1 に設定し，7，8 行目で X，Y 軸の範囲でそれぞれ設定する．そして，9 行目でデータを表示する．注意として，負の符号を見やすくするために，カラーパレットを適切にセットしておこう（3 行目）．ここでは白を基準として，負（右目優位）なら青，正（左目優位）なら赤とする．`before.dat` の表示は，多分白一色になったと思う．なぜなら，初期値の結合強度はほぼ値が 0 だからである．では `after.dat` の表示はどうだろうか？結果を図 5.5 に示す．値が正の領域と負の領域が縞模様のように現れており，V1 で見られる眼優位性マップと似たパターンが形成されたことがわかる．

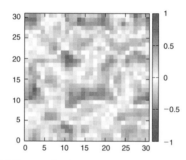

図 5.5　眼優位性マップ形成のシミュレーション．負が右目優位，
正が左目優位を表す．（→ 口絵参照）

5.3.4　単眼遮蔽のシミュレーション

次に，単眼遮蔽のシミュレーションを行ってみよう．片目を塞いだ状態で動物を育てると，開いている目に対応する縞模様の面積がより大きくなる．このシミュレーションは，いまは右目・左目の発火頻度を等しく $100\,\text{spikes/s}$ としているが，たとえば右目は $50\,\text{spikes/s}$，左目は $100\,\text{spikes/s}$ というように傾斜をつけてやればよい．すると，それに対応したマップが形成される（図 5.6）．片側の発火頻度を落とすことで，反対側の入力が優位となり，より多くのニューロンが優位側の刺激に対して選択

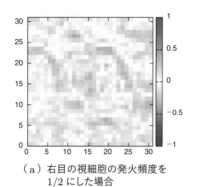 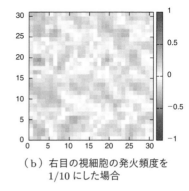

（a）右目の視細胞の発火頻度を
1/2 にした場合

（b）右目の視細胞の発火頻度を
1/10 にした場合

図 5.6　単眼遮蔽のシミュレーション．図の見方は図 5.5 と同じ．（→ 口絵参照）

的に応答するようになることが見てとれる．

　この縞模様の幅が何で決まるかというと，メキシカンハット型とした水平結合で決まる．具体的にはこの関数をフーリエ変換し，最大値をとる空間周波数がその幅になる．いってみればこのモデルは，2 次元のノイズに対して空間的なバンドパスフィルタをかけることに対応する[107]．よって，皮質内の抑制の強さをコントロールすることで，縞模様の幅を変更することもできる[52]．

　最後に，眼優位性マップでは右目と左目の入力の相関が重要である．図 5.5 では完全に相関がないので，右目優位と左目優位がきっちりと分離した縞模様のパターンが形成される．この**入力の相関に基づいたパターン形成**は，V1 の自己組織化の本質であると考えられている[110]．また，V1 のニューロンは，特定の角度に傾いた光の線分またはエッジに対して選択的に活動することが知られており，この性質を**方位選択性**，もっとも強い活動を引き起こす角度を最適方位という．さらに，皮質上では近い方位選択性を持つニューロンが空間的に近くに配置され，最適方位が皮質上で徐々に変化するマップを形成する．このような方位選択性マップの形成は，明るいスポット光に応答するオン型視細胞と，暗いスポット光に応答するオフ型視細胞の活動の相関によって説明できる[83,84]．このような確固たる理論と内因性信号のイメージング技術に支えられて，V1 の自己組織化のメカニズムは 1990 年代に非常に理解が進んだ．

第 章

小　脳

―――――――――――――――――――――― 瞬目反射条件づけのシミュレーション

　大脳皮質の次は小脳である．とくに，精緻な運動制御に欠かせない，運動のタイミングを小脳がどのように学習するのかを，小脳のスパイキングネットワークによって再現する．

6.1　小脳の構造と機能

　小脳は後頭部に位置しており，脳幹と結合している．伝統的には運動制御・運動学習において重要な役割を担っていることが知られており，小脳を損傷すると様々な運動失調が現れる[59]．近年では，大脳皮質との相互結合の解剖学的な発見や fMRI を用いたイメージング研究により，運動のみならず認知機能にも関わっていることが示唆されている[59]．

　小脳は，脳の表面であり多くのニューロンが存在する**小脳皮質**と，その内側の白質，さらに小脳皮質の出力を受け取る**深部小脳核**の3つの部位からなる．小脳は水平方向に多数の細かい皺が走っており，**小葉**とよばれる領域に分割される．一方，前後方向には**虫部**とよばれる中央の縦に盛り上がった部分と，その両脇の**半球**からなる．半球はさらに内則と外側に分かれる（**図 6.1**）．

　小脳は，機能的には**前庭小脳・脊髄小脳・大脳小脳**に分類される．前庭小脳は，発生学的に脊椎動物で最も古い部位であり，魚類にも存在し，反射的な眼球運動や姿勢制御を担っている．とくに片葉とよばれる部位は**前庭動眼反射** (Vestibulo-Ocular Reflex, VOR) のゲイン適応を担っており，小脳と運動学習の関連を調べるのに中心的な役割を果たしてきた．脊髄小脳は虫部と隣接する半球の内側からなる．随意的な眼球運動や姿勢制御，歩行運動を担っており，とくに虫部は**サッケード**（急速眼球運動）とよばれる随意的な眼球運動の適応に関して深く研究されてきた．大脳小脳は半球の外側であり，大脳皮質から橋を介して入力を受け，大脳皮質に視床を介して出力する（**大脳小脳ループ**）．主に運動野や運動前野と相互に結合し，随意運動の計画と調整を担っていると考えられているが，最も外側は前頭前野と結合しており，ワーキ

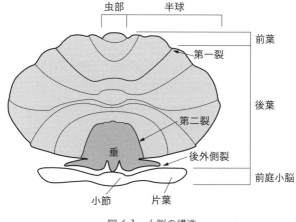

図 6.1　小脳の構造

ングメモリ等の認知機能にも関与していると考えられている．大脳小脳はヒトで最も大きく発達しており，自閉症などの症状との相関関係も報告されている[115]．

　小脳の回路は大脳皮質と比べて非常に明快である．

　小脳は 2 入力 1 出力の回路である（**図 6.2(a)**）．入力の 1 つは文脈信号を与える**苔状線維**で，橋を介して小脳皮質へと入力する．苔状線維は**顆粒細胞**に興奮性入力を与える．顆粒細胞の活動はその軸索である**平行線維**を介して**プルキンエ細胞・分子層介在ニューロン（星状細胞・籠細胞）・ゴルジ細胞**を興奮させる．プルキンエ細胞は小脳皮質の最終的な出力であり，深部小脳核を抑制する．分子層介在ニューロンとゴルジ細胞はそれぞれプルキンエ細胞と顆粒細胞を抑制する．深部小脳核はプルキンエ細

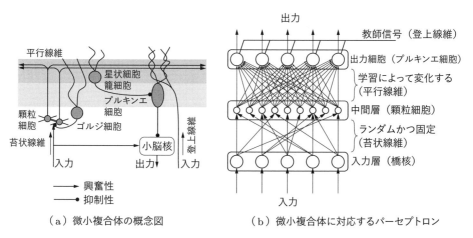

（a）微小複合体の概念図　　　　　　　（b）微小複合体に対応するパーセプトロン

図 6.2　小脳の神経回路

胞からの抑制性入力の他に苔状線維から興奮性入力を受け取る．小脳へのもう 1 つの入力は**下オリーブ核**からの教師信号を与える**登上線維**で，プルキンエ細胞へ投射し強く脱分極させるとともに，平行線維-プルキンエ細胞シナプス間のシナプス可塑性を引き起こす．そして，深部小脳核の出力が最終的な小脳の出力となる．この回路は 1 つの機能単位であり，**小脳皮質核微小複合体**という名前がついている．この微小複合体の回路が小脳内でさながらコピーアンドペーストのように繰り返され，非常に整然とした結晶構造のような回路を構成している．

小脳は運動制御・運動学習において重要な役割を担っており，小脳を損傷するとうまく運動ができなくなる．代表的な小脳症状は，筋緊張の低下，協調運動障害，推尺異常 (dysmetria)，眼振，振戦などである．ただし運動そのものが消失するわけではなく，あくまでも運動の調子を失う（運動失調）だけである．これは大脳皮質の損傷とは対照的で，運動野を損傷した場合は運動が消失する．ヒトではごく稀に小脳を持たずに生まれてくる場合があり（小脳無形成; cerebellar agenesis），そのような人はやはり運動は多少おぼつかないながらも自転車に乗れる程度の運動制御は可能である[41]．このことから，小脳に保持される運動の記憶は後天的であり，小脳がなければないで，ある程度まではなんとかなることが示唆される．

6.2 小脳の学習

David C. Marr と James S. Albus はそれぞれ独立に，苔状線維入力を文脈信号，顆粒細胞を中間層，プルキンエ細胞を出力層，登上線維入力を教師信号と見立て，微小複合体はパーセプトロンであり，小脳は教師あり学習機械であると提唱した（図 6.2(b)）[2,73]．とくに，平行線維-プルキンエ細胞間シナプスに記憶が蓄えられるという視点が重要である．伊藤正男は，このアイデアを眼球運動の反射適応である前庭動眼反射に適用した[58]．さらにその 10 年後，伊藤らは実際に登上線維刺激によって平行線維シナプスの結合強度が弱くなる現象（**長期抑圧**; Long-Term Depression, LTD）を発見し[60]，現在**マー・アルバス・伊藤モデル**とよばれている理論が確立された．このモデルはその後の小脳研究の方向性を確立し，研究を進める際の羅針盤として機能している．さらに，このモデルを発展させることで，小脳の情報処理機構のより正確な理解を得ようとする努力が継続的になされている[121]．

我々が日常的に行っている運動は，全身の筋肉を正しい大きさ，正しいタイミングで適切に収縮させることで実現される．小脳は，運動の適切な大きさ（ゲイン）とタイミングを，学習によって適応的に制御する役割を担っていると考えられ，ゲインの学習については前庭動眼反射の適応，タイミングの学習については**瞬目反射条件づけ**

という実験課題でそれぞれ非常に深く研究されてきた．本書では，後者のシミュレーションを実際に行う．

6.3 瞬目反射条件づけのシミュレーション

瞬目反射条件づけとは，条件刺激（たとえば音）と侵害刺激（たとえばまぶたへのエアパフ）をペアにして，音を鳴らしておいてエアパフを与え瞬きを起こさせる（無条件反応）課題である（**図 6.3**）[19,78]．刺激の提示を繰り返すと，動物は音を聞いただけで，エアパフなしでも瞬きをするようになる．つまり音と瞬きが条件づけられたことになる．音とエアパフをそれぞれ文脈信号と教師信号とみなせば，これは教師あり学習である．ここで，音が鳴ってからエアパフを与えるまでの時間を，たとえば250 ms で固定しておくと，音が鳴ってから 250 ms 後に瞬きをするように条件づけが行われる．つまり単に音と瞬きの条件づけがなされるだけではなく，脳のどこかで250 ms という時間経過が表現され，瞬きのタイミングまで含めて学習される．エアパフを与えるまでの時間を変えるとそれにあわせて瞬きのタイミングも変わるため，瞬きのタイミングはエアパフで指定されていることがわかる．また，小脳を損傷すると瞬きのタイミングが損われるため，小脳が重要な役割を担っていると考えられている．

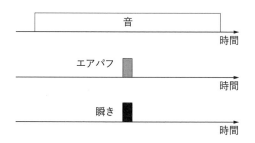

図 6.3　瞬目反射条件づけの概念図

音刺激は苔状線維から，エアパフ刺激は登上線維からそれぞれ小脳皮質に入力され，プルキンエ細胞が瞬きの運動指令を制御する．すでに述べたが，平行線維-プルキンエ細胞間シナプスの結合強度が学習によって変化する．

さて，瞬目反射条件づけの面白いところは，単に音と瞬きを条件づけるだけではなく，指定したタイミングで瞬きを起こさせるところにある．たとえば250 ms なら，その時間経過はどのようにして脳内で表現されうるのだろうか？実際にシミュレーションを行ってみよう．

6.3.1 シミュレーション結果

シミュレーションのコードは code/part2/ec/ にある．これは，小脳皮質の顆粒細胞・ゴルジ細胞・プルキンエ細胞の3種類の細胞からなる瞬目反射条件づけのエッセンスだけを抽出したものである[126,128]．

```
node00:~/snsbook/code/part2/ec$ make
gcc -O3 -std=gnu11 -Wall -I../misc/SFMT-src-1.5.1 -DSFMT_MEXP=19937 -c main
    .c
:
gcc -O3 -std=gnu11 -Wall -I../misc/SFMT-src-1.5.1 -DSFMT_MEXP=19937 -o main
    main.o gr.o go.o pc.o conn.o SFMT.o -lm
node00:~/snsbook/code/part2/ec$ ./main
trial = 0
:
trial = 49
```

実行が終わると，以下のファイルが生成される．

- go.spk.n：n 試行目のゴルジ細胞のスパイク列
- gr.spk.n：n 試行目の顆粒細胞のスパイク列
- pc.mbp.n：n 試行目のプルキンエ細胞の膜電位
- pc.spk.n：n 試行目のプルキンエ細胞のスパイク列

まず，時間経過の表現について説明しよう．このモデルでは，顆粒細胞とゴルジ細胞のダイナミクスによって時間経過を表現する．顆粒細胞は平行線維を介してゴルジ細胞を興奮させ，ゴルジ細胞は顆粒細胞を抑制するという，反回性の結合がある（**リカレントネットワーク**）．この結合をランダムにしておくと，音刺激の呈示に対して，顆粒細胞は**図 6.4** のような発火パターンを示す．

```
node00:~/snsbook/code/part2/ec$ gnuplot
:
gnuplot> plot 'gr.spk.0' with dots
```

一見するとランダムにスパイクを発射しているように見えるが，この発火パターンはゴルジ細胞とのランダム結合によって生成されるものであり，同じ音刺激が提示されるとほぼ同じ発火パターンを生成する[*1]．

この，一見するとランダムにしか見えないパターンにどういう意味があるのか？

---

*1　1発1発のスパイクタイミングは毎回少しずつ異なる．

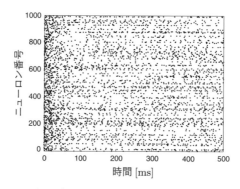

図 6.4　顆粒細胞のラスタープロット. 1000 ニューロンだけを表示した. 1 つの点が 1 つのスパイクを表す. 0 ms の時点から音刺激を開始し, 500 ms 間呈示した.

50 試行分の各ニューロンのラスタープロットと PSTH (3.6.3 項) を計算し, 発火パターンが特徴的な 3 つのニューロンの結果を図 6.5 に示した. ラスタープロットからわかるとおり, 各ニューロンは試行ごとにほぼ同じ発火パターンを示している. 一方, PSTH からわかるとおり, 発火パターンの時間的な変化は, 100 ms ごとに周期的に発火するもの (図左), 音刺激の呈示直後でのみ発火するもの (図中央), 刺激直後に強く発火しその後は一定の低頻度で発火するもの (図右) など様々である. ここに表示していないニューロンも, それぞれ独自の発火パターンを示す.

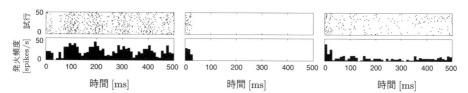

図 6.5　顆粒細胞 2,3,5 番 (図左から図右) の, 50 試行分のラスタープロット (図上) とその PSTH (図下). PSTH のビン幅は 10 ms. 0 ms の時点から音刺激を開始し, 500 ms 間呈示した.

　すると, ある時刻でスパイクを発射する顆粒細胞の集団が定まるが, その集団は他の時刻では集団としてはスパイクを発射しない. また, スパイクを発射する顆粒細胞の集団は, 時々刻々少しずつ変化する. このことは, 顆粒細胞の集団の発火によって時間経過を表現できることを意味する[127]. よって, エアパフ呈示時にスパイクを発射する顆粒細胞の集団は一意に定まるため, その集団のシナプス結合だけを弱めれば, プルキンエ細胞への興奮性入力が止まり, その時刻だけでプルキンエ細胞はスパイク発射を停止するはずである (図 6.6).

　プルキンエ細胞の発火パターンの変化を図 6.7 に示す. 条件づけの最初の試行で

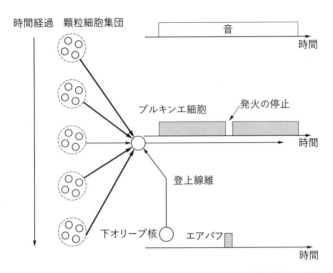

図 6.6 瞬目反射条件づけにおける小脳皮質の挙動の概念図. 音刺激呈示開始から, 活動する顆粒細胞集団が時々刻々と変化する (破線円). エアパフ呈示時に活動した集団 (上から 3 つ目) の, プルキンエ細胞とのシナプス結合の強度が減弱し (細矢印), それ以外の結合は変化しない (太矢印). よって, エアパフ呈示時の前後でプルキンエ細胞への興奮性入力が減少し, 結果的にプルキンエ細胞は発火を停止する.

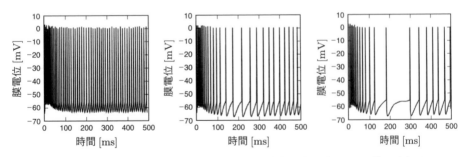

図 6.7 プルキンエ細胞の発火パターンの変化. 音刺激開始から 250 ms 後の時点でエアパフを呈示するシミュレーションを行った. 左から 1, 10, 20 試行目のプルキンエ細胞 10 番の膜電位.

は, プルキンエ細胞は高頻度でスパイクを発射するだけである. 学習が進むにつれてエアパフの時刻に向かって徐々に発火頻度を落とすようになり, 十分学習が進むとエアパフ呈示の前後でスパイク発射を完全に停止するようになる. プルキンエ細胞が活動を止めると, その下流の小脳核の活動が脱抑制されて強くバースト発火し, それがまぶたの筋肉をドライブして瞬きが起こることが知られている. このようにして瞬目反射条件づけが再現される.

なお，膜電位は以下のようにプロットすればよいが，LIF モデルなのでスパイクの縦棒は表示されないことに注意しよう．実際，図ではあとから書き足しており，かつ音刺激開始時刻を 0 ms とするようにシフトしている．

```
node00:~/snsbook/code/part2/ec$ gnuplot
:
gnuplot> set size square
gnuplot> plot [250:750] [-70:10] 'pc.mbp.0' with lines
```

最後に，このモデルでは顆粒細胞とゴルジ細胞のネットワークのダイナミクスによって時間経過を表現しているが，この表現は仮説の 1 つであり，実験的に完全に検証されたものではない．これまでに様々なモデルが提案されており，そのうちの 1 つにすぎないことを明記しておく[121]．このように，実験的に明らかでない神経回路の挙動をモデルによって調べ，予測することが神経回路シミュレーションの役割である．

第 **7** 章

大脳基底核

—————————————— 強化学習によるゴール探索のシミュレーション

　教師なし学習（大脳皮質），教師あり学習（小脳）の次は強化学習について紹介する．強化学習は大脳基底核が担っていると考えられており，試行錯誤で適切な行動を獲得する．スパイキングネットワークによる強化学習器を用いて，ゴール探索を行う[*1].

7.1　大脳基底核の構造と機能

　大脳基底核は，大脳の深部に位置する部位である．大脳皮質のあらゆる部分から入力を受け取り，視床を介して大脳皮質に出力を返す，**大脳皮質-基底核ループ**を構成している．大脳基底核は複数の神経核からなっており，入力層である**線条体**から出力層である**淡蒼球内節/黒質網様部**へ直接投射する**直接路**と，**淡蒼球外節**を介して投射する**間接路**がある．また，線条体は**黒質緻密部**からの**ドーパミン**の投射を受けている（図 7.1）．

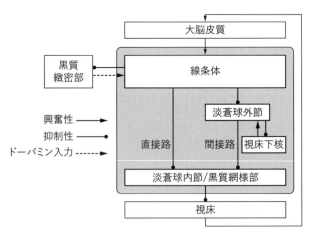

図 7.1　大脳基底核の構造

---

*1　強化学習の文脈では grid world とよばれる課題.

大脳基底核は運動の計画や行動選択，意思決定などに関して主要な役割を担っていると考えられている．とくに，**パーキンソン病**は，ドーパミンの減少によって起こる大脳基底核疾患の代表的な症例として知られており[64]，随意運動の制御において重要であることが強く示唆されている．

7.2 大脳基底核の学習

大脳基底核は神経修飾物質であるドーパミンに依存した学習を行っていると考えられ，具体的には強化学習であろうということが，サルを用いた実験で明らかになった[95]．サルに視覚刺激を呈示し，一定時間後にレバーを引くと報酬がもらえるような課題を設定し，ドーパミンニューロンの活動を記録する（**図7.2**）．学習前はドーパミンニューロンは報酬そのものに対して応答するが（図 (a)），十分な学習後は視覚刺激に対して応答するようになる（図 (b)）．さらに，わざと報酬を与えないようにすると，報酬が得られていたタイミングで活動をむしろ抑制するようになる（図 (c)）．以上のことから，ドーパミンニューロンは報酬そのものというよりも報酬予測（この場合は視覚刺激）を表現していることが示唆された．

さらに興味深いことに，このドーパミンニューロンの一連の活動は，強化学習でいうところの **Temporal Difference (TD) 誤差**（後述）の変化とよく一致していること

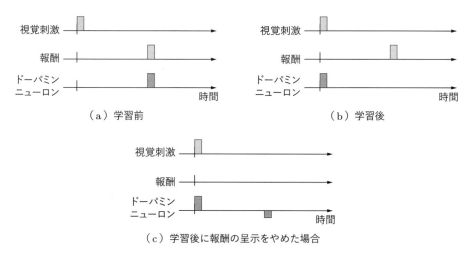

（c）学習後に報酬の呈示をやめた場合

図 7.2 ドーパミンニューロンの活動．(a) ドーパミンニューロンは報酬に対して応答する．(b) ドーパミンニューロンは報酬を予期させる視覚刺激に対して応答する．(c) 学習後に報酬の呈示をやめるとドーパミンニューロンは逆に活動を抑制する．

が示された[96]．これらの一連の研究により，大脳基底核はドーパミンニューロンが表現する TD 誤差を利用した強化学習を行っていると考えられ，後に実験的にも確認された[94]．

　ここで一度，強化学習について簡単にまとめておこう．強化学習は，教師あり学習とは異なり，正解そのものは与えられないが，行った行動がどれくらいよかったか？ の評価である，**報酬**とよばれる値が与えられる．この報酬の値を使って学習を進める．

　強化学習では，ある**環境**とその環境下に置かれた**エージェント**が存在すると考える．エージェントは環境下である**状態**にあり，その状態のときにとるべき**行動**を，自身が持つ**方策**に基づいて決定する．行動後は次の状態に遷移し，かつその行動がどれくらいよかったか？ を表す報酬が得られる（**図 7.3(a)**）．エージェントは，**将来得られる報酬の期待値を最大化する**ことを原理として学習を進める．さながら，動物が試行錯誤に基づいて徐々に適切な行動を獲得するようなものである．

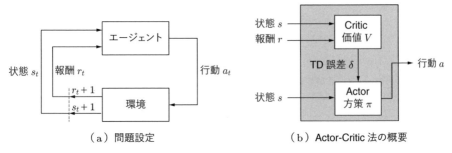

（a）問題設定　　　　　　　　　（b）Actor-Critic 法の概要

図 7.3　強化学習問題

　環境とエージェントはともに離散的な時間ステップ $t = 0, 1, 2, \ldots$ で動くものとする．ある時刻 t で，エージェントは状態 $s_t \in S$ にいるとする（S は状態の空間）．エージェントは自身の方策に基づいて行動 $a_t \in A(s_t)$ をとる（$A(s_t)$ は状態 s_t で可能な行動の集合）．次の時刻 $t + 1$ でエージェントは報酬 r_{t+1} を受け取り，状態は s_{t+1} に遷移する．ここで，方策とは確率分布のことである．時刻 t での方策を π_t と書き，状態 s で行動 a をとる確率を $\pi_t(s, a)$ と書く．一般に，強化学習問題は時間・空間ともに離散化して定式化するが，連続時空間で定式化することもある[27]．

　時刻 t から将来にわたる報酬の総和を**リターン**という．ここで，遠い将来の報酬は直近の報酬と比較して不確かであると考え，定数 $0 \leq \gamma \leq 1$ をかけて総和をとるものとする．つまり，リターン R_t は

$$R_t = r_{t+1} + \gamma r_{t+2} + \gamma^2 r_{t+3} + \cdots = \sum_{i=0}^{\infty} \gamma^i r_{t+1+i}$$

である．γ には**割引率**という名前がついている．

　強化学習のアルゴリズムには様々なバリエーションが存在するが，ここでは Actor-Critic 法について説明する[106]．Actor-Critic 法では，エージェントの内部が **Actor** と **Critic** に分かれている（図 7.3(b)）．Actor は状態に基づいて行動を生成し，Critic はその状態を評価し，Actor の行動を変化させる．Actor は方策 π を，Critic は状態の**価値**（その状態から出発するとどれくらいリターンが得られるか）を表す関数 V（**価値関数**とよぶ）を持つ．学習は以下のように行われる．状態 s にいたエージェントが行動 a を行い，状態 s' に遷移し報酬 r を得たとする．まず，**TD 誤差**とよばれる値 δ を以下のように計算する．

$$\delta = r + \gamma V(s') - V(s) \tag{7.1}$$

γ は割引率で定数，V の値は Critic が持っているので，δ の計算も Critic が行う．V は学習によって以下のように更新される．

$$V(s) \leftarrow V(s) + \alpha\delta \tag{7.2}$$

ここで，α は学習率の定数である．一方エージェントは，次の式で方策 π を計算する．

$$\pi(s,a) = \frac{\exp(p(s,a))}{\displaystyle\sum_{a'} \exp(p(s,a'))} \tag{7.3}$$

ここで，$p(s,a)$ は状態 s での行動 a の好ましさのような値であり，この値が高ければ，それだけその行動が選択されやすくなる．式 (7.3) のようにして確率分布である方策を決定する方法を，**Softmax 法**とよぶ．$p(s,a)$ は，学習によって以下のように更新する．

$$p(s,a) \leftarrow p(s,a) + \beta\delta \tag{7.4}$$

ここで，β は学習率の定数である．この過程を，方策が収束するまで十分長い回数繰り返す．

7.3　ゴール探索のシミュレーション

　この Actor-Critic 法をスパイキングネットワークで実装してみよう．この課題は，2 次元平面上におかれたエージェントが，同じ平面内のどこかにあるゴールを探索す

るものである．もとになった論文は文献 [33] であり，これを LIF モデルで実装した．
コードは code/part2/bg/ にあり，以下のように実行する．

```
node00:~/snsbook/code/part2/bg$ make
gcc -O3 -std=gnu11 -Wall -c gw.c
gcc -O3 -std=gnu11 -Wall -o gw gw.o -lm
node00:~/snsbook/code/part2/bg$ ./gw
trial = 0
:
trial = 99
node00:~/snsbook/code/part2/bg$ ls
Makefile gw* gw.c gw.o pos.dat raster.dat td.dat
```

ここで，pos.dat はエージェントの位置，raster.dat はニューロンのスパイク列，
td.dat は状態価値と TD 誤差の値のデータである．

シミュレーション結果を図 7.4 に示す．障害物のない 2 次元平面をスタートから
ゴールに一直線に進むだけの課題だが，最初はゴールの場所を知らないため，探索を
行って 50 s ほどかけてゴールを発見する．これを 100 試行繰り返すと，その 1/10 の
時間で一直線にゴールへと向かうように学習する（図 (a)）．n 番目の試行 $(n \geq 0)$ で
の軌跡は，以下のようにして表示できる．

```
node00:~/snsbook/code/part2/bg$ gnuplot
:
gnuplot> set size square
gnuplot> plot [-8:8] [-8:8] 'pos.dat' index n using 2:3 with lines
```

ここで，index n という記法で，n 番目の試行のデータを指定している（A.2 節）．ま
た，using 2:3 は，x–y 平面での座標の数値を用いることを示している．図 (b) は
学習前後の状態価値であり，学習後はスタートに近いところはより低く，ゴールに近
いところはより高くなっている．報酬は，壁にぶつかると -1，ゴールにたどり着く
と $+100$ とした．

0 番目と 99 番目の試行における最初の 5000 ms 間の値は，以下のようにして表示
できる．

```
gnuplot> plot [0:5000] 'td.dat' index 0 with lines, 'td.dat' index 99 with
    lines
```

図 (c), (d) はニューロンのラスタープロットである．最初の試行では，Critic
ニューロンは一定の発火頻度でスパイクを発射し続けているが，最後のトライアルで
は全体的な発火頻度は低下し，ゴールに近づくにつれてより強く発火するようになっ

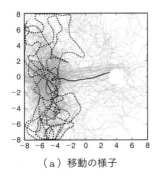

（a）移動の様子

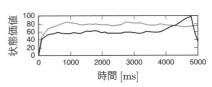
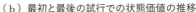

（b）最初と最後の試行での状態価値の推移

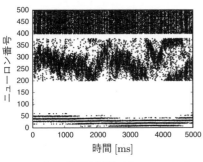

（c）最初の試行でのニューロンの
ラスタープロット

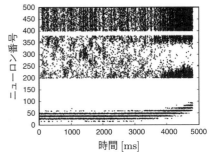

（d）最後の試行でのニューロンの
ラスタープロット

図 7.4　Actor-Critic 法によるゴール探索課題．(a) 1.6 m × 1.6 m の平面があり，中
心から左に 40 cm，右に 40 cm のところにそれぞれスタートとゴールがある．
100 試行行い，各試行でのエージェントの軌道を灰色で，最初と最後の試行で
の軌道をそれぞれ黒の破線と実線でプロットした．（→ 口絵参照）(b) 最初と
最後の試行での状態価値を，それぞれグレーと黒でプロットした．(c) ニュー
ロン番号 0–100 が迷路内での位置を表す状態ニューロン，200–384 が Actor
ニューロン，400–500 が Critic ニューロンの発火をそれぞれ表す．最初の 5 s
だけを表示しているが，実際には 50 s かけてゴールへ到達している．(d) 表示
の仕方は (c) と同様．

ている．これは，ゴールに近い状態はより高い価値を持っている，ということを示し
ている．Actor ニューロンと状態ニューロンの活動を見ると，最初の試行ではエー
ジェントは迷路内をふらふら移動しているだけだが，最後の試行ではゴールに向かっ
てまっすぐ移動していることがわかる．以下のように，ラスタープロットも同様に表
示できる．

```
gnuplot> plot [0:5000] 'raster.dat' index 99 with dots
```

第 **8** 章

海 馬

連想記憶のシミュレーション

　記憶と学習は，脳を脳たらしめている重要な機能であり，記憶の獲得と想起には海馬が重要な役割を担っている．海馬のモデルとして，連想記憶のスパイキングニューロンを実装する．

8.1　海馬の構造と機能

　大脳基底核と同様に，大脳半球の深部に位置するのが**海馬**である．海馬は大脳皮質の様々な領域から**嗅内皮質**とよばれる皮質下構造を介して入力を受け取り，同様に嗅内皮質を介して大脳皮質へと出力する（**図** 8.1）．嗅内皮質から海馬へは，**CA1 領域**の錐体細胞へ直接入力する直接路と，海馬の入口である**歯状回**の顆粒細胞，顆粒細胞の軸索である苔状線維，苔状線維から入力を受け取る **CA3 領域**の錐体細胞，錐体細胞の軸索であるシャッファー側枝を経由して間接的に CA1 領域へ入力する間接

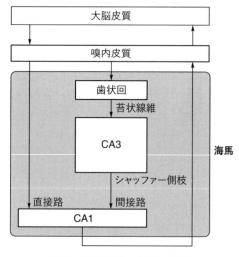

図 8.1　海馬のネットワーク構造

路の 2 種類の経路が存在する．CA1 のニューロンが最終的な海馬の出力を担う．また，CA3 領域の錐体細胞は相互に結合し，CA3 内で発生したスパイクは，CA3 内のニューロンへ伝播する（リカレントネットワーク）．

8.1.1 記憶の種類

海馬は，記憶の形成において重要な役割を担っていることが知られている．記憶は大きく**宣言記憶**（あるいは**顕在記憶**）と**非宣言記憶**（あるいは**潜在記憶**）に分類される．宣言記憶はさらに意味記憶とエピソード記憶に分類され，意味記憶は事実の記憶，エピソード記憶は出来事の記憶を意味する．宣言記憶はいわゆる意識に上がる記憶である．一方，非宣言記憶は運動記憶のような意識には上がってこない記憶である．たとえば，子供が泳げるようになるまでには長い運動学習が必要だが，一度泳げるようになると身体が勝手に動き，なぜ泳げるようになったのかを説明することができない．このような，技能や習慣に関する記憶を**手続き記憶**ともよぶ．

海馬は宣言記憶，とくに短期的な記憶の獲得に関して重要な役割を担っており，海馬を損傷すると新しい記憶が獲得されなくなる．一方，古い記憶は維持されることから，長期記憶そのものは保持しておらず，短期記憶を長期記憶に変換する役割を担っていると考えられている．すでに見てきた大脳基底核や小脳は，非宣言記憶の獲得に関して重要な役割を担っている．

8.1.2 連想記憶

記憶の想起のモデルとして，**連想記憶**モデルがある．連想記憶モデルは N 個のニューロンからなるリカレントネットワークで，シナプス結合の強度に記憶したいパターンを埋め込んでいく（**図 8.2(a)**）．記憶したパターンと一部異なる，あるいはパターンが欠損したものを入力すると，残りの部分が補完されてパターン全体が想起される[54,87]．このモデルでは，たとえば，ノイズ除去のようなことが可能である．

埋め込みたいパターンを $\boldsymbol{\xi}^{(1)}, \ldots, \boldsymbol{\xi}^{(K)}$ とする．ここで，各パターンはニューロン数と同じ N 次元ベクトル $\boldsymbol{\xi}^{(k)} = \left(\xi_1^{(k)}, \ldots, \xi_N^{(k)}\right)$ である．ベクトルの各成分の値は一般に実数でよい．

ニューロン i と j の間のシナプス結合強度 w_{ij} を，次式のように決める[*1]．

---

*1 このように，同じパターンどうしでの積を用いるものを自己想起 (auto-associative) とよぶ.

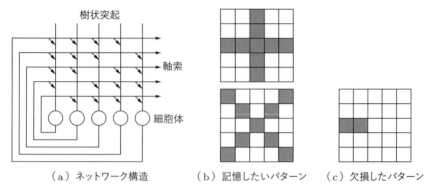

（a）ネットワーク構造　　　（b）記憶したいパターン　　（c）欠損したパターン

図 8.2　連想記憶モデル．(a) ニューロン（○印）の軸索が再帰的にすべてのニューロン
の樹状突起にシナプス結合する（自分自身への結合は除く）．矢印がシナプスを
表す．(b) 上は ＋ 模様で下は × 模様．白黒は 0, 1 に対応する．(c) ＋ 模様の
左半分のみが残っている．

$$w_{ij} = \frac{1}{K} \sum_{k=1}^{K} \xi_i^{(k)} \xi_j^{(k)} \tag{8.1}$$

あとは，各ニューロンになんらかの入力を与えると，埋め込まれたパターンの中
で，その入力と最も近いものが想起される．

図 (a) のように，連想記憶モデルは典型的なリカレントネットワークである．これ
を海馬 CA3 領域のネットワークと見立てて，記憶の想起と補完のメカニズムを調べ
る理論研究が行われてきた．

8.2　連想記憶のシミュレーション

連想記憶のイメージがわかないかもしれないので，実際にシミュレーションをして
みよう．$N = 25$ 個のニューロンを考え，それが 5×5 の 2 次元平面上に並んでいる
とする．ニューロンは図 8.2(a) のように，自分自身を除いてリカレントに全結合し
ているものとする．記憶したいパターンとして，図 (b) のように 5×5 ピクセルの，
＋ 模様と × 模様の 2 つの空間パターンを用意する．値は 0 または 1 とし，式 (8.1)
に従ってニューロン間の結合強度を設定する．パターンの入力は，対応するニューロ
ンに外部電流を 1 s 間加えることで行う．欠損したパターンとして ＋ 模様の一部分だ
けのパターンを用いる（図 (c)）．このコードを code/part2/hopfield に用意した．

8.2.1 シミュレーション結果

まず＋模様のパターンをそのまま与えた. 1s間のニューロンの発火頻度をプロットすると**図8.3**(a)となり, ニューロンの発火頻度によって＋のパターンが浮かび上がる, つまり＋のパターンの記憶が想起される. 一方で, ×のパターンもうっすらと想起されており, これはパターン間の相関（**クロストーク**）によるものである. 具体的には, 中央の1ピクセルが共通であるため, このピクセルに対応する中央のニューロンを介して他のニューロンに活動が伝播するからである. 同様に, ×のパターンを与えれば主従が逆転する. このような特定の入力パターンを表現する, 相互に強く結合した特定のニューロン集団のことを, **セル・アセンブリ**とよぶ.

次に, 一部が欠損したパターンを与えてみよう. 図8.2(c)のパターンを与えると, ニューロンの発火頻度は図8.3(b)のようになる. 非ゼロの入力が与えられた2つのニューロンの発火頻度が高いのは当然として, それ以外の＋模様に対応するニューロンも中程度の強さで発火し, 欠損したパターンから＋模様全体が補完, 想起され

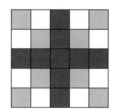

（a）完全なパターンを与えた場合の
ニューロンの発火頻度

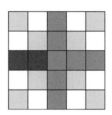

（b）欠損したパターンを与えた場合の
ニューロンの発火頻度

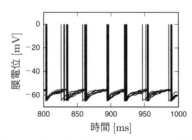

（c）入力パターンに対応するニューロンの発火パターン

図8.3 連想記憶のシミュレーション. (a) 発火頻度は白から黒のグレースケールで, 最小が0, 最大が160 spikes/s. 黒, グレー, 白のニューロンの発火頻度はそれぞれ平均158 spikes/s, 28 spikes/s, 0 spikes/s. (b) 黒, グレー, 薄いグレー, 白のニューロンの発火頻度はそれぞれ平均125 spikes/s, 25 spikes/s, 3 spikes/s, 0 spikes/s. (c) 高頻度発火の2ニューロンを除いた残りの7ニューロンの膜電位を, 最後の200 ms分プロットした.

たことがわかる．これは，セル・アセンブリ内での相互のリカレントな結合によって
達成されるものである．

　コードの実行は，以下のようにして行う．

```
node00:~/snsbook/code/part2/hopfield$ make
gcc -O3 -std=gnu11 -Wall -I../misc/SFMT-src-1.5.1 -DSFMT_MEXP=19937 -c
    hopfield.c
gcc -O3 -std=gnu11 -Wall -I../misc/SFMT-src-1.5.1 -DSFMT_MEXP=19937 -c ../
    misc/SFMT-src-1.5.1/SFMT.c
gcc -O3 -std=gnu11 -Wall -I../misc/SFMT-src-1.5.1 -DSFMT_MEXP=19937 -o
    hopfield hopfield.o SFMT.o -lm
node00:~/snsbook/code/part2/hopfield$ ./hopfield
0 0 3
0 1 0
0 2 25
0 3 0
0 4 3
:
```

先頭から，行番号，列番号，その位置のニューロンの発火頻度 [spikes/s] を表してい
る[*2]．

　さらに興味深いこととして，発火頻度ではなく具体的なスパイク発射のタイミング
を見てみよう．ニューロン n $(n \geq 0)$ の膜電位の値は，n.dat に出力されているの
で，発火頻度が高い 2 つのニューロンを除いて膜電位の波形をプロットすると，＋模
様に対応するニューロンはほぼ同じタイミングで周期的に同期してスパイクを発射し
ていることがわかる（図 (c)）．このシミュレーションで見られる現象は，実際の脳で
見られる**セル・アセンブリのニューロンが同期発火によって特定のパターンを表現し
ている**現象と類似している．このような特性は，スパイクを明示的に取り扱うスパイ
キングニューロンならではであり，スパイキングネットワークとしてで実装すること
で初めて観測できる現象である．

[*2]　この部分だけ，gnuplot ではうまく図を作れなかった．

第9章

脳–身体シミュレーション

　本書は脳の神経回路シミュレーションに関するものなので，基本的には脳に限定したシミュレーションだけを紹介しているが，脳を研究するうえで，脳だけでいいのか？ 身体は不要なのか？ という議論はこれまで繰り返し起こってきた．確かに脳は身体を介して環境と相互作用しており，それ単体では存在しえないようにも考えられる．そのことの是非についてはここでは議論しないが，そのかわりに身体まで含めたシミュレーションを実際にやってみよう．

9.1 中枢パターン生成器 (CPG) のモデル

　歩行に代表されるように，我々の典型的な運動の多くは，一定の動作を周期的に繰り返すリズミカルなものである．そのようなリズムを生み出す仕組みとして，**中枢パターン生成器** (Central Pattern Generator, **CPG**) が存在する．CPG は，最初にヤツメウナギの研究において発見された．ヤツメウナギは身体を左右にしならせることで前へと泳ぐが，この動作を制御しているのが脊髄に存在する CPG である[44]．

　このようなリズミカルなニューロンの活動を，スパイキングネットワークで構築してみよう．CPG のモデルとして，**松岡振動子**[77] がよく使われている．基本的には，2 つ以上の自発発火するニューロンを互いに抑制性で結合させたものである（図9.1）．ただし，これだけだと両方とも持続して発火したり（3.5 節），どちらか一方のニューロンだけが発火し続けてしまうので，発火の適応の項を入れて（3.1.4 項）徐々に発火頻度が低下するようにする．こうすることで発火するニューロンが入れ替わる．本書では発火頻度適応を持つ LIF モデルで実装しよう．

　本質的には，第 I 部で実装した 2 ニューロンからなるネットワークのシミュレー

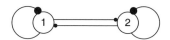

図 9.1　2 ニューロンからなる松岡振動子のネットワーク．黒丸矢印は抑制性の結合であり，自分へ戻ってくる抑制性の結合は発火の適応を表す．

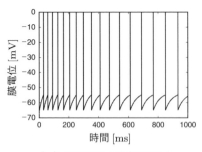

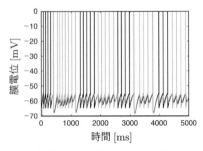

（a）発火頻度の適応を加えた
LIF モデルの発火パターン

（b）2 ニューロンからなる CPG

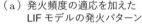

図 9.2　LIF モデルを用いた松岡振動子.（b）それぞれのニューロンの膜電位を黒とグ
レーで表している.　$W = -2.0$ とした.

ション（3.5.2 項）と同じである.　これに発火頻度適応の電流を加える.　まず, ニュー
ロンどうしを結合させない状態で, 外部電流によって自発的にスパイクを発射し, そ
の後発火頻度が徐々に低下していくニューロンを作る（図 9.2(a)）.

　あとは, これを 2 つ抑制性シナプスで結合させればよい.　コードは
code/part2/cpg/cpg.c である.　このコードでは最初から 2 ニューロンが実
装されていて, 結合させていないだけなので（変数 W の値を 0 にしてある）, 結合さ
せて実行すると図 (b) の結果が得られる.　コードの実行と結果の確認は, 以下の手順
で行えばよい.

```
node00:~/snsbook/code/part2/cpg$ make
gcc -O3 -std=gnu11 -Wall -c cpg.c
gcc -O3 -std=gnu11 -Wall -o cpg cpg.o -lm
node00:~/snsbook/code/part2/cpg$ ./cpg > cpg.dat
node00:~/snsbook/code/part2/cpg$ gnuplot
:
gnuplot> plot 'cpg.dat' using 1:2 with lines, 'cpg.dat' using 1:3 with
    lines
```

　一方のニューロンが活動しているときは, もう片方のニューロンは抑制されスパイ
クを発射できないので, 結果的に 2 個のニューロンが交互にバースト発火することが
確認できる[77].　大事なこととして, 2 個のニューロンの膜電位の初期値を少しずらし
ておくことが必要である.　そうでないと完全に同じ状態からスタートするので, 交代
性の活動パターンが得られない.

　同様に, 3 個以上のニューロンでも, それぞれを抑制性で相互に結合することで,
順番に発火させることができる.　具体的な結合の仕方は文献 [77] を参照のこと.

9.2 下肢筋骨格系モデルによる二足歩行のシミュレーション

松岡振動子を使った身体モデルのシミュレーションの題材として，文献 [108] のモデルを再実装して下肢筋骨格系モデルによる二足歩行をやってみよう．これはヒトの下半身に相当する 5 リンク・6 関節の筋骨格系モデルで，各関節にトルクを与えることで運動パターンを生成する（図 9.3(a)）．トルクを与えるのが CPG であり，具体的には 6 個の松岡振動子を用意して，それぞれを各関節に割り当てると同時に，振動子どうしをさらに結合することで全体のリズムを生み出している（図 (b)）．元論文ではニューロンモデルとしては**レートモデル**[*1]を用いていたが，ここでは 9.1 節で作成したばかりのスパイキングニューロンを使って再実装する．

コードはドキュメントも含めて code/part2/biped/ にある．同梱の README

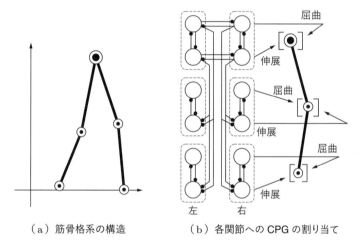

（a）筋骨格系の構造 　　（b）各関節への CPG の割り当て

図 9.3 文献 [108] のモデルを再実装したモデルの概略．(b) 破線で囲われているのが各 CPG である．黒丸矢印は抑制性結合を表す．

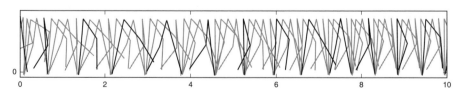

図 9.4 二足歩行のシミュレーション．10 m 分歩かせている．黒とグレーはそれぞれ 500 ms, 100 ms ごとのスナップショット．（→ 口絵参照）

---

*1 本書で説明しているスパイキングニューロンとは異なり，スパイクを陽には発射せず，代わりに発火頻度に相当するアナログ値を入出力するモデル．**アナログニューロン**ともよぶ．

に記載された手順どおりに実行して動画を生成すると，実際に平地を 2 本足で歩く様
子が確認できる（**図 9.4**）．パラメータを変えると歩行パターンも変化し，左右の動
作が非対称になったり転倒したりすることも試すことができる．なお，文献 [108] で
は坂道での歩行のシミュレーションも行っており，振動子間でのダイナミクスによっ
て，多少の傾斜であれば歩行を継続できることが確認されている．

第 **10** 章

自己組織化マップ (SOM)

教師なし学習の例として眼優位性マップ形成のシミュレーション（5.1 節）を紹介したが，完全に神経科学の文脈であった．一方，教師なし学習自体は特徴抽出やクラスタリングなどの工学応用にも用いられる．そこで，教師なし学習のバリエーションである Teuro Kohonen の自己組織化マップ (Self-Organizing Map, SOM)[68] をスパイキングネットワークで実装し，とくに後述する Time-to-First-Spike で勝者を決めるようにしてみよう．

10.1 SOM とは何か

自己組織化マップ (SOM) は教師なし学習のニューラルネットで，多次元のデータを 2 次元平面に射影するためのアルゴリズムである．類似したデータは平面上で近くに配置されるため，クラスタリング等に用いられることが多い．

SOM の仕組みは非常にシンプルである．入力データを提示する入力層（一般的に n 次元とする）と，データを射影する 2 次元平面[*1]の出力層からなる（図 10.1）．出力層には 2 次元平面上にニューロンを配置する．すべてのニューロンは，入力層に呈示される同じ**入力ベクトル** $\mathbf{v} = [v_1, \ldots, v_n] \in V$ を受け取る．V は入力データの集合であり，$\mathbf{v}$ は n 次元ベクトルである．一方，各ニューロン i はそれぞれ**参照ベクトル** $\mathbf{w}^{(i)}$ を持っている．これも同様に n 次元ベクトルで，いわばそのニューロンのシナプス結合の強度を表す．

学習の手順は以下のとおりである．SOM には様々なバリエーションがあるが，ここでは最も単純なものを紹介する．

1. 入力層にベクトル $\mathbf{v}$ を呈示する．
2. $\mathbf{v}$ と最も距離が近い参照ベクトルを持つニューロンを決定し，**勝者**とよぶ．仮に勝者をニューロン i とする．勝者の計算は通常は入力ベクトルと参照ベクト

---

*1 多次元平面への射影も可能だが，視覚化のしやすさから 1 次元もしくは 2 次元が一般的に用いられる．

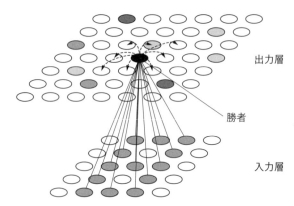

図 10.1 SOM のネットワーク構造．入力層（下部）と出力層（上部）からなる 2 層の
ネットワークであり，それぞれ複数個のニューロンからなる．入力層に刺激が
呈示され，その刺激が参照ベクトルとよばれるシナプス結合の重み付きで加算
され，出力層のニューロンへと入力される．出力層のニューロンの中で最も強
く活動したものを勝者とよび，勝者は近傍のニューロンの参照ベクトルを更新
する（破線矢印）.

ルの内積を計算し，その値が最も大きなニューロンを勝者とする．つまり

$$i = \arg\max_i \mathbf{v} \cdot \mathbf{w}^{(i)} = \arg\max_i \sum_k v_k w_k^{(i)} \tag{10.1}$$

である．ここで，$\arg\max_x f(x)$ は関数 $f(x)$ の値を最大にする x を返す．

3. ニューロン i の近傍にいる各ニューロン j に対して，以下の式で参照ベクトル
を更新する．

$$\mathbf{w}^{(j)} = \mathbf{w}^{(j)} + \varepsilon \cdot h(i,j) \cdot \left(\mathbf{v} - \mathbf{w}^{(j)}\right) \tag{10.2}$$

ここで，ε は学習係数，$h(i,j)$ はニューロン i と j の距離に関するガウス関数
$h(i,j) = \exp\left(-|i-j|^2/2\sigma^2\right)$ である．ここで，$|i-j|$ はニューロン i, j 間の
距離である．距離が離れるにつれ，関数の値は 0 に収束する．

4. 以上を必要な回数繰り返す．

SOM は学習の完了という概念がないので，学習係数 ε を徐々に小さくしたり，ガウ
ス関数の幅 σ を徐々に狭くしたりする必要がある．

10.2 SOM の実装と MNIST への適用

では，早速スパイキングネットワークで実装してみよう．入力データとしては，

MNIST[*2]の手書き文字を用いることにする．数字の 0 から 9 までの手書きの画像が，28×28 ピクセルのグレースケールで 60000 個用意されている．これを順番に呈示することにしよう．グレースケールは $[0, 1)$ なので，この値を使ってピクセルごとに最大 $f_{\mathrm{max}} = 100\,\mathrm{spikes/s}$ のポアソンスパイクを発射することにする．刺激の呈示期間は $100\,\mathrm{ms}$ とし，$100\,\mathrm{ms}$ ごとに次の画像の呈示に移る．出力層のニューロン数は 32×32 とし，参照ベクトルは $[0, 1)$ の乱数を使って初期化する．参照ベクトルの更新は，式 (10.2) をそのまま使うことにする[*3]．

10.3 発火頻度符号化と時間符号化

この実装では，文字の画像を呈示するたびに勝者を計算することになる．式 (10.1) はいわばシナプス入力に対応するので，これを使って膜電位を計算し，スパイクを発射させよう．単純な実装として，刺激提示期間中 $(100\,\mathrm{ms})$ に最も**多く**スパイクを発射したニューロンを勝者にすることが考えられる．つまり最も強く発火したニューロンを勝者にする，ということである．このように，発火頻度を用いて情報を表現する符号化を，**発火頻度符号化（レートコーディング）**とよぶ．しかし，ここではスパイクの特性を生かした符号化を考えよう．具体的には，刺激提示期間中 $(100\,\mathrm{ms})$ に最も**早く**スパイクを発射したニューロンを勝者としよう．この意味は，入力される外部電流の強度が大きければ，それだけ早く膜電位が閾値に達してスパイクを出すだろう，ということである．1 発目のスパイクの発射時刻を用いる方法を，Time-to-First-Spike (TFS) とよび，このようなスパイクの発射時刻を陽に用いて情報を表現する符号化を**時間符号化（テンポラルコーディング）**とよぶ．

眼優位性マップの自己組織化のシミュレーション（6.3 節）は，右目・左目のどちらの入力に対してより強く応答したかで選択性を表現したので，発火頻度符号化の一例である．CPG による二足歩行のシミュレーション（9.2 節）も，ニューロンの発火頻度が筋収縮のトルクに直接対応していたので，やはり発火頻度符号化を用いている．一方，瞬目反射条件づけのシミュレーション（6.3 節）では，顆粒細胞の発火のオン/オフを使って，さらにそれを集団として組み合わせることで時間経過を表現していた．これは時間符号化の一例である．

[*2] アメリカ国立標準技術研究所 (MNIST) が公開している，手書き数字画像の大規模なデータベース．
[*3] 本来であればここで STDP 等を使うところだが，本章のポイントは TFS なので大目に見てほしい．

10.4 シミュレーション結果

TFS で勝者を決める SOM のプログラムを作成した (code/part2/som/).
MNIST のデータをダウンロードする必要があるが (その方法は同じディレクトリに
ある README に書いてある), 実際に実行すると図 10.2 の画像が得られる. これ
は出力層の 32×32 ニューロンの参照ベクトルをグレースケールで表示したもので,
いわばシナプス結合の強度, つまりそのニューロンが最も強く発火する入力パターン
を示している. 各ニューロンは数字の 0 から 9 のいずれかの文字に対して選択的に
なっており, かつ近くにいるニューロンは似たような文字に対して強く発火するよう
になっているため, 出力層全体で似たような文字がクラスタリングされる様子が見て
とれる.

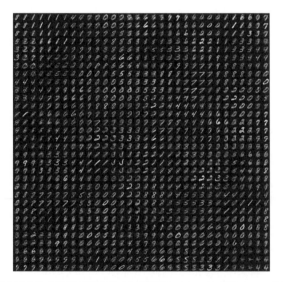

図 10.2 SOM による MNIST 画像の自己組織化. 32×32 個のニューロンの参照ベク
トルを $[0, 1)$ のグレースケールで表示している. 黒が 0, 白が 1. (→ 口絵参
照)

このような自己組織化は, 眼優位性マップ形成のシミュレーション (5.3 節) でも
触れたように, 大脳皮質の学習アルゴリズムであると考えられている. SOM そのも
のは様々な工学的な応用が中心であるが[68], 実際に SOM を視覚野のモデルと見立
てて神経科学の研究に援用されることもある[81].

第 11 章

組合せ最適化問題の近似解法

最後に，脳と直接は関係ないが，組合せ最適化問題を近似的に解く方法について紹介しよう．

組合せ最適化問題とは，多くの解の候補の中から最もよいものを探す問題である．とくに，解が複数の変数の組合せで表現され，解の候補の個数が変数の個数のべきになるような問題である．ある種の組合せ最適化問題は，解を発見するのは困難だが，与えられた候補が解であるかどうかを判定するのは容易である，という性質をもつ．この困難性のため，厳密には解ではないが，解に非常に近い候補を発見するだけでも意味があることが多い．そのような解法を**近似解法**とよぶ．

そのような近似解法の汎用のアルゴリズムとして，スパイキングネットワークが用いられることがある．ここではその例として，ナンプレを解くスパイキングネットワークを構成してみよう．

11.1　ナンプレとは何か

ナンプレとは，すべての行・列・ブロックで数字が重ならないようにマスを埋めるパズルである[139]．普通は 9×9 のマスに 1–9 の数を埋めていくが，ここでは簡単のために，4×4 のマスに 0–3 の数を埋めていこう．例として，**図 11.1** のナンプレを考える．

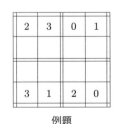

例題　　　　　　　　正解

図 11.1　ナンプレの例．（左）すべての行・列・ブロック（二重線で囲まれた正方形）内に 0–3 の数字がちょうど 1 つずつ現れるように，空白のマスの数字を埋める．（右）太字の数字が求めた解である．

11.2 ネットワークの構成法

図 11.1 の各マスに 0–3 のそれぞれの数字に対応するニューロンを割り当てる．マスの数は $4 \times 4 = 16$ だから，ニューロン数は全部で 64 個となる．

ナンプレのルールは，ニューロンどうしの結合パターンで表現する（**図 11.2**）．まず考えるべきことは，各マスには 0–3 のどれかの数字が 1 つだけ入るということである．これを，4 個のニューロンのうちどれか 1 個だけが強く発火し，残りは発火しないか非常に低頻度で発火する，という状態に対応させる．このような状態を作るためには，各マスごとに 4 個のニューロンが互いに抑制するように結合させればよい（図 (a)）．そうすれば，ある数字に対応するニューロンが発火すると，他の数字に対応するニューロンの発火を抑制するので，複数の数字が同時に現れる（＝ニューロンの発火）のを避けられる．このように，あるニューロンの発火が他のすべてのニューロンの発火を抑制することを，**Winner-Take-All** (WTA) とよぶ．次に，各行について，すべての数字がちょうど 1 回ずつ現れなければならない．これを表現するために，任意の行について，あるマスのある数字のニューロンが，同じ行の別のすべてのマスにある同じ数字のニューロンを抑制するように結合させる（図 (b)）．各列・各ブロックについても同様に結合させる．ここで，ニューロンどうしの結合はすべて抑制性であることに注意しよう．興奮性結合は必要ない．

続いて，ヒントとして事前にわかっている数字を表現しよう．それは簡単で，対応するマスの対応する数字のニューロンに大きな外部電流を加えることにすればよい．一方，すべてのニューロンにはノイズとしてランダムな電流を加える．このノイズ電流によりニューロンの活動が確率的になり，ネットワークの状態がナンプレの解に向かって収束するようになる．

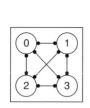
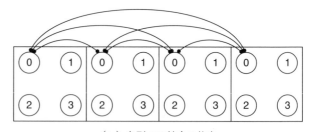

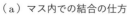
（a）マス内での結合の仕方　　　　　（b）各列での結合の仕方

図 11.2　結合パターンの作り方．(a) 各マスには 0–3 の数字に対応するニューロンを 4 個用意し，ニューロンどうしを抑制性結合させる．(b) 同じ列内の 4 つのマスについて，同じ数字のニューロンどうしを抑制性結合させる．数字 0 に対応するニューロンを結合させた例を示している．丸矢印が抑制性結合を示す．

11.3　シミュレーション結果

　あとは，ニューロンをカレントベースの積分発火モデル，シナプスを指数減衰シナプスとして実装し，シミュレーションを走らせればよい．十分長い時間シミュレーションを行い，前半の過渡状態でのスパイク列は無視して後半のスパイク列だけを使って各ニューロンの発火頻度を計算し，各マスごとに，最も強く発火したニューロンの数字をそのマスの数字とする．

　コードは code/part2/sudoku/ にある．解説はしないがわずか 150 行なので十分解読できると思う．コードをコンパイル・実行すると，上記の問題を解いて求めた解が表示される．

```
node00:~/snsbook/code/part2/sudoku$ make
gcc -O3 -std=gnu11 -Wall -I../misc/SFMT-src-1.5.1/ -DSFMT_MEXP=19937 -c
    sudoku.c
gcc -O3 -std=gnu11 -Wall -I../misc/SFMT-src-1.5.1/ -DSFMT_MEXP=19937 -c ../
    misc/SFMT-src-1.5.1/SFMT.c
gcc -O3 -std=gnu11 -Wall -I../misc/SFMT-src-1.5.1/ -DSFMT_MEXP=19937 -o
    sudoku sudoku.o SFMT.o -lm
node00:~/snsbook/code/part2/sudoku$ ./sudoku
2 3 0 1
1 0 3 2
0 2 1 3
3 1 2 0
node00:~/snsbook/code/part2/sudoku$
```

　そのときのニューロンの活動は，図 11.3 のようになる．高頻度で発火しているのがヒントとなる数字のニューロンであり，空白のマスのニューロンはランダムに発火している．

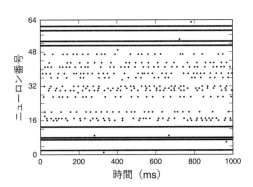

図 11.3　ナンプレを解いている際のニューロン活動．ニューロン番号は，マスの左上から右下に向かって進み，さらに各マスの中で 1 ずつ増加する．

11.3.1 注意点

なお，ネットワークの挙動は確率的なので，間違った解を出力することもあることに注意しよう．その意味で，このネットワークは決定性のアルゴリズムではなく，確率的かつ近似的なアルゴリズムである．ナンプレの問題はコードの先頭の

リスト 11.1　sudoku.c

```
1  int puzzle [ N ] [ N ] = { {  2,  3,  0,  1 },
2                             { -1, -1, -1, -1 },
3                             { -1, -1, -1, -1 },
4                             {  3,  1,  2,  0 } };
```

で定義されており，-1 が空白のマスである．ここを書き直せば別の問題を設定できるし，9 × 9 やそれ以上の大きさの問題も設定できる．それについては読者におまかせする．

Column

よい乱数を使おう！

　シナプス結合を作ったり，ポアソンスパイクを入力したり，ナンプレの例のように
ニューロンにノイズ電流を加えて発火にゆらぎを与えたりするときに，乱数は必ず必
要になる．OS 組み込みの `rand(3)` の実装は昔の性能の低い計算機で実行することを
考慮して作られていて，単純なルールで少ない計算量で実行できるようになっている
一方，乱数としての性質がよくないことがある．たとえば，手元の macOS Catarina
(10.15.5) で `man 3 rand` を実行すると，マニュアルには，

```
RAND(3)         BSD Library Functions Manual         RAND(3)

NAME
     rand, rand_r, srand, sranddev -- bad random number generator
LIBRARY
     Standard C Library (libc, -lc)
SYNOPSIS
     #include <stdlib.h>
```

のように，露骨に **bad** random number generator と出力される．なので，rand(3)
を使うのはもうやめよう．著者らのおすすめはメルセンヌ・ツイスタ[76]であり，
SFMT[*1]がポピュラーな実装である．2021 年 11 月 12 日現在での最新版はバージョ
ン 1.5.1 なので，これをダウンロードして使う．展開すると，SFMT.c, SFMT.h を含む
様々なファイルが生成される．使い方のコード例を code/column/rng/ に用意した．
　もし，

リスト 11.2 　main_rand.c

```
1  #include <stdio.h>
2  #include <stdlib.h>
3  #include <stdint.h>
4
5  #define SEED ( 32 )
6
7  int main ( void )
8  {
9    srand ( SEED );
10
11   int_32 a = rand ( );
```

---

*1 http://www.math.sci.hiroshima-u.ac.jp/~m-mat/MT/SFMT/index-jp.html（最終アクセス
2021 年 11 月 12 日）

```
12    double b = rand ( ) / ( double ) RAND_MAX;
13  }
```

というようなコードで $[0, \text{RAND\_MAX}^{*2}]$ の整数や，$[0, 1]$ の浮動小数点数を作っている
なら，

リスト 11.3 main_sfmt.c

```
1   #include <stdio.h>
2   #include <stdint.h>
3   #include <SFMT.h>
4
5   #define SEED ( 32 )
6
7   extern void sfmt_init_gen_rand ( sfmt_t *, uint32_t );
8   extern uint32_t sfmt_rangend_uint32 ( sfmt_t * );
9   extern double sfmt_genrand_real1 ( sfmt_t * );
10
11  int main ( void )
12  {
13    sfmt_t rng;
14    sfmt_init_gen_rand ( &rng, SEED );
15
16    uint_32 a = sfmt_genrand_uint32 ( &rng );
17    double b = sfmt_genrand_real1 ( &rng );
18  }
```

というコードにして，さらに Makefile を

リスト 11.4 Makefile

```
1   CC = gcc
2   CFLAGS = -O3 -std=gnu11 -Wall
3   SFMTDIR = ../misc/SFMT-src-1.5.1
4   SFMTFLAGS = -I$(SFMTDIR) -DSFMT_MEXP=19937
5
6   all: main_rand main_sfmt
7
8   main_rand: main_rand.o
9           $(CC) $(CFLAGS) -o $@ $^
10
11  main_rand.o: main_rand.c
12          $(CC) $(CFLAGS) -c $<
13
14  main_sfmt: main_sfmt.o SFMT.o
15          $(CC) $(CFLAGS) -o $@ $^
16
17  main_sfmt.o: main_sfmt.c $(SFMTDIR)/SFMT.h
18          $(CC) $(CFLAGS) $(SFMTFLAGS) -c $<
19
20  SFMT.o: $(SFMTDIR)/SFMT.c $(SFMTDIR)/SFMT.h
21          $(CC) $(CFLAGS) $(SFMTFLAGS) -c $<
```

---

*2 Catalina だと定義は /Library/Developer/CommandLineTools/SDKs/MacOSX10.15.sdk/usr/
include/stdlib.h に書いてあって，値は 0x7FFFFFFF = 2147483647 である.

```
22
23  clean:
24          rm -f main_rand main_sfmt *.o
25
26  distclean: clean
```

という風に用意して make すればよい．p.62 コラム「Makefile を書こう！」も参照のこと．

なお，$[0, 1)$ がほしい場合は sfmt_genrand_real2 が，$(0, 1)$ には smft_genrand_real3 がそれぞれ用意されている．

乱数の出目はシミュレーションの結果に直接影響を与えるので，注意して使う必要がある．興味深い結果が得られたのに，色々調べたら出目が純計的に偏っていた・・・なんてことになったら目も当てられない．とくに，統計的な検定を行う場合や，スパイキングニューロンを用いたアニーリングやベイジアンの計算を行うときは本質的な問題なので，統計的性質がきちんと調べられ，保証されているものを使おう．メルセンヌ・ツイスタは，たとえば Python とか Ruby ではデフォルトで使われているし，最初に試すべき乱数である．これで動作を確認して，もしその後 GPU を使ったりして実行速度が必要になったら，性能とのトレードオフのうえで，あらためてその他の高速な乱数を検討すればよい．

Part III

スパコンを上手に使う

第 I, II 部を通して様々な神経回路シミュレーションを行ってきたが，ニューロン数・シナプス数はそれぞれ高々数千個・数十万個という規模であり，普通の PC 1 台で十分実行可能だった．神経回路シミュレーションの基礎を学ぶという目的のためには，このような小規模なモデルを試すのが理にかなっている．一方，実際のヒトの脳は約 860 億個のニューロンと約 100 兆個のシナプスからなり，この規模のシミュレーションを実施するのは，計算が実質的に終わらない，そもそもメモリに格納できないの 2 点から不可能である．

　そこで，**スーパーコンピュータ（スパコン）**の登場である．スパコンとはその時代の最高性能クラスの計算機のことであり，現代のスパコンは膨大な数の計算機をネットワークで接続した構成となっている．たとえば，理化学研究所計算科学研究センター (R-CCS) のスパコン「富岳」は約 16 万台の計算機で構成されている*．また，**グラフィクスプロセッシングユニット** (Graphics Processing Unit, GPU) のような並列計算用の特殊なハードウェアを多数搭載したスパコンも広く使われるようになっている．この膨大な数の計算機を駆使して神経回路を分割し，計算を並列に行うことで，計算を高速化し，かつメモリに格納できるようにする．

　スパコンの使い方を研究する分野は，**高性能計算（ハイパフォーマンス・コンピューティング**; High Performance Computing, **HPC**）とよばれている．HPC はすでに確立した研究分野であり，多くの科学技術計算を支えている．神経科学の分野でも HPC 技術の普及が急速に普及しており，これからの神経回路シミュレーションにとって必要不可欠である[124]．

　そこで第 III 部では，我々が**高性能神経計算（ハイパフォーマンス・ニューロコンピューティング）**とよんでいる，並列計算による神経回路シミュレーションの高速化について取り扱う．様々なアーキテクチャと手法で計算を並列化し，計算がどれくらい高速化されるかを見て行こう．

＊ スーパーコンピュータ「富岳」について https://www.r-ccs.riken.jp/jp/fugaku（最終アクセス2021 年 11 月 12 日）.

第 **12** 章

高性能神経計算入門

　あらためて，スーパーコンピュータ（以下スパコン）は，その時代の最高性能クラスの計算機である．現代のスパコンはたくさんの計算機，普通の PC をネットワークで接続したものである．2021 年 6 月現在では，日本のスパコン「富岳」が世界一の性能を誇っており，約 16 万台の計算機（計算ノード）からなっている．

12.1　スパコンの性能指標

　スパコンの計算性能は，**FLOPS**（FLoating-point Operation Per Second, フロップス）という値で評価される．これは，1 s 間で何回浮動小数点の四則演算ができるか？ を示すものである．現代の科学技術計算は浮動小数点の計算が主なので，FLOPS が重要な指標となる．たとえば，「富岳」の性能は約 442 PetaFLOPS であり，Peta は 10^{15} を表すので，1 s 間に約 44 京回という途方もない回数の基本演算をこなすことができる．なお，初期のスパコンである CRAY-I (1976) の性能は約 160 MFLOPS であり，これは iPhone 4S 相当だそうである．スパコンの性能を競うコンテストに **Top 500**[*1] というものがあり，1993 年から毎年 2 回（6 月と 11 月），世界最速のスパコン上位 500 台がランキングされる．Top 500 は High-Performance Linpack (HPL) とよばれるベンチマークを用いて FLOPS の値を競うものである．初代チャンピオンは Thinking Machines 社の CM-5（約 60 GFLOPS）だった．

　スパコンの性能向上は，ほぼ**ムーアの法則**に従って性能向上を続けてきた．ムーアの法則とは，集積回路上のトランジスタの数はおよそ 2 年ごとに 2 倍になるというトレンドのことである．トランジスタ数の増化によって，その分，演算器数を増加させることができる．したがって，集積回路あたりのトランジスタ数の指数関数的増加によって，集積回路の理論的な性能も指数関数的に向上している．実際，Top 500 の結果を見ると，過去約 30 年間そのトレンドが維持されていることがわかる（**図 12.1**）．

---

*1　https://top500.org（最終アクセス 2021 年 11 月 12 日）

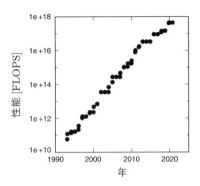

図 12.1 Top 500 第 1 位のスパコンの性能トレンド[119]

　また，**B/F** (Bytes per FLOP) という値も重要である．これはデータ転送速度 (Bytes/s) を演算速度 (FLOPS) で割ったもので，1 演算あたり何 Bytes 読み書きできるか？ を示すものである．たとえば，簡単な例として，

```
double a [ N ], b [ N ], c [ N ];
  :
for ( int32_t i = 0; i < N; i++ ) {
  a [ i ] = b [ i ] + c [ i ];
}
```

というコードを考えよう．配列 b と c の各要素を足して配列 a に格納するものである．このコードでは，ループ 1 回について double の変数を 2 個読んで 1 個書くので 24 Bytes の読み書きがあり，演算は足し算 1 回である．そのため，このコードを最高速度で実行するためには B/F = 24 あればよい．では，現代の CPU の B/F はいくつかというと，たとえば「富岳」の心臓部である Fujitsu A64FX は演算性能が 2.7 TFLOPS，メモリバンド幅が 1.0 TBytes/s なので，B/F = 1.0/2.7 = 0.37 となる．なお NVIDIA の最新 GPU である A100 の場合は 9.7 TFLOPS と 1.6 TBytes/s なので，B/F = 0.16 である．思いのほか低い値である．現代の CPU の設計では高々 B/F ≈ 0.5 であり，メモリバンド幅の低さが，性能を理論値まで上げるのを妨げている*2[51]．現状この問題を，**キャッシュメモリ**の導入によって凌いでいる．キャッシュメモリは小容量だが非常に高速な CPU 上のメモリであり，これをうまく利用すればはるかに高い B/F が得られる．たとえば，A64FX の場合，演算器に最も近い L1 キャッシュに格納できていれば B/F = 4 である．言い換えると，計算対象に応じてアルゴリズムを工夫して，キャッシュの利用効率が上がるように問題を分割した

---

*2　**メモリウォール**という．

り，計算の順序を入れ替えることが必要になる．

　スパコンを利用する理由は大きな問題を速く解きたいからであり，1つの問題の計算がどれくらい速く終わるかという絶対性能がまずは重要であるが，問題のサイズを変化させたときにどれくらい計算時間が変化するかという**スケーリング**性能も重要である．スケーリングがよければ，スパコンの計算規模を大きくすることで，より大きな問題を解けることを意味する．スケーリングには**強スケーリング**と**弱スケーリング**という2つの尺度がある．強スケーリングは，一定サイズの問題に対して演算性能を N 倍にしたら計算も N 倍速くなるか？ を計測するものであり，弱スケーリングは，演算性能と問題のサイズを同時に N 倍したら計算時間は一定か？ を計測するものである．

12.2　高性能計算とは何か？

12.2.1　計算の並列化

　スパコンの使い方を研究する分野が**高性能計算**（**ハイパフォーマンスコンピューティング**; High-Performance Computing, **HPC**）である，と冒頭で紹介した．なぜスパコンが必要か？ というと2つの理由がある．1つは計算が遅すぎて普通の PC の CPU では計算が終わらないから，もう1つは問題が大きすぎて普通の PC のメモリに格納しきれないからである．いずれの場合も問題を複数の小さな問題に分割し，それぞれを個別の計算ノードで計算する．つまり問題を分割して並列に解いていく．並列計算技法の開発と洗練が HPC における主要な研究テーマである．

　プログラム中には，並列化可能な部分とそうでない部分が存在する．後者の割合が大きい場合，並列化をどれだけ頑張っても性能向上は期待できない．一般に，プログラム中の p 割が並列化可能な部分で，そのときの性能向上率が s だとすると，並列化による全体の性能向上率は $1/((1-p)+(p/s))$ となる．これを**アムダールの法則**とよぶ．よって，並列化にあたっては，たとえばプロファイラを使って計算のボトルネックがどこにあるのかを調査し，並列化が全体の性能向上にどれだけ貢献するかを検討するとよい．

　並列化には，大きく**モデル並列**と**データ並列**の2通りの方法がある．モデル並列は1つの問題（＝モデル）を分割し，並列に解く方法である．たとえば，1つの大きなニューラルネットを分割して解くようなことに相当する．モデル並列では分割したモデルどうしで情報を交換しなければならないので，計算ノード間で通信が発生する．通信にかかる時間が大きくなると，通信待ちが発生して性能が低下する．この

ように，通信は常にボトルネックとなりうるので，性能を出すのが難しい．データ並列は同じモデルを異なるパラメータのもとで並列に解く方法である．たとえば，あるニューラルネットを違うデータセットでトレーニングするようなことに相当する．データ並列は完全に独立な計算を行うため，モデルどうしの通信は不要である．

12.2.2　並列計算機の種類

　並列計算をするための計算機は，大きく**共有メモリ型**と**分散メモリ型**に分類できる．共有メモリ型は，複数の演算器（＝計算コア）が同じメモリ空間を共有するものである．いまの普通の PC の CPU はマルチコアで同じメモリにアクセスできるので，これは共有メモリ型である．共有メモリ型はどの演算器も同じ情報にアクセスでき，演算器間でデータを複製したりしなくてよいが，計算機は 1 台に限定される．分散メモリ型は，複数の演算器が独立したメモリ空間を持つものであり，たとえばネットワークで接続した複数の PC を想定している．分散メモリ型では計算機の台数の制限はないが，計算機ごとに違う情報を持つので，他の計算機の情報がほしい場合は通信してコピーしなければならない．現代のスパコンは，共有メモリ型と分散メモリ型のハイブリッドである．

　それぞれの並列化をサポートするためのライブラリも準備されている．共有メモリ型では OpenMP，分散メモリ型では MPI (Message Passing Interface) が標準的である．GPU のようなアクセラレータを用いる場合は，NVIDIA の GPU であれば CUDA，AMD の GPU には ROCm がそれぞれ用意されている．

12.2.3　並列計算の効率

　並列計算をより効率的に実行するには，まずその効率を評価する必要がある．ここでは，その評価指標について紹介する．

　まず，使用する計算機の可能な最大の計算性能を知る必要がある．これを**理論性能**という．これは使用計算機の仕様諸元（スペック）から算出する．ここでは，これから例題で扱う 1 つの計算機システムで考える．計算システムは，16CPU，各 CPU コアは 12 コア，各 CPU コアが 2 つのベクトル演算器（第 16 章参照）を持ち，ベクトルの長さは 256 bit，CPU は通常モードで 2.2 GHz で駆動するとする．単精度の場合，ベクトルは 8 要素を同時に計算できる．また，各演算器は足し算と掛け算を同時に実行できるとする．したがって，1 s 間で実行可能な単精度の演算数は，$8 \times 12 \times 2 \times 2 \times 16 \times 2.2 \times 10^9 = 13516.8$ GFLOPS となる．なお，「富岳」は

158976 個の CPU からなり，各 CPU は 48 コア，各 CPU コアが 2 つのベクトル演算器を持ち，ベクトルの長さは 512 bit，CPU は通常モードで 2 GHz で駆動する．倍精度の場合，ベクトルは 8 要素を同時に計算できる．また，各演算器は足し算と掛け算を同時に実行できる．したがって，富岳の 1 s 間で可能な倍精度の演算数は，$158976 \times 48 \times 2 \times 2 \times 8 \times 2 \times 10^9 = 4.88 \times 10^{17} = 488\,\text{PetaFLOPS}$ となる[*3]．

　一方，シミュレーション 1 回あたりの総演算数/実行時間，つまり 1 s 間に何回演算できたかを**実行性能**という．総演算数は，自分のプログラム内の演算数を数えることになる．脳のシミュレーションのような科学技術計算の場合，通常，数値計算を行う浮動小数点演算数を数える．

　最後に，実行性能/理論性能を**実行効率**といい，計算機の性能をどれだけ効率的に使用したのかを表す．

　性能評価は使用する計算機の最大の演算性能をもとにすることが標準的である．著者らのこれまでの経験でいえば，神経回路シミュレーションにおいて実行効率が 50% を超えるようなことはほとんどなく，10% 以下になることが多い．また，上記の指標ではメモリ性能やネットワーク性能は考慮されていないが，それらが原因となって性能の低下がよく起こる．性能向上には，それらの原因を特定して対処する必要があり，計算時間の内訳をより細かくとって各部分の分析をするなどのプロファイリングが必要になる．

12.3 神経回路シミュレーションの並列化

　3.5.4 項で実行したランダムネットワークのシミュレーションは，普通の PC で約 17 s で終了した．4000 ニューロン程度の規模であれば PC 1 台で事足りるが，もしヒトスケール全脳シミュレーションをやろうとすると 860 億ニューロンだから，1 台の PC では計算性能もメモリも足りない．そこで並列計算の出番である．

12.3.1 並列化，まずその前に

　並列化には，いくつかの重要な掟がある．1 つ目は次の掟である．

掟 1. 逐次計算のコードにチューニングの余地がある場合，並列化してはいけない．

　つまり，並列化に手をつける前に，まず並列化されていない逐次計算のコードに無

---

*3 https://www.r-ccs.riken.jp/fugaku/system/ （最終アクセス 2021 年 11 月 12 日）

駄がないかどうか検討し，十分に高速化しようということである．とはいうものの，逐次処理の高速化は，どこから始めて，何をすればよいだろうか？ まず，対象の計算で時間がかかっている部分はどこか把握しておくべきだろう．神経回路シミュレーションの計算では，ループの中で繰り返し行う処理に時間がかかることが多い．たとえば，複数の神経細胞をループする箇所，時間ステップをループする箇所などである．次に，ループの中の繰り返す処理について見てみる．たとえば，その処理に，掛け算，足し算，引き算，割り算が含まれていたとしよう．実は，四則演算にかかる時間は同じではない．計算機の種類にもよるが，割り算には非常に時間がかかることが多く，他の演算に比べて，10 倍くらいかかることもある．割り算は，プログラムで掛け算に書き換えることができる場合が多い．たとえば，1/2 は ×0.5 に変えることができる．こうするだけで，ループで繰り返すたびに，割り算を回避して高速化をすることができる．

　十分に高速化したあと，それでもなおパフォーマンスに不満がある場合にのみ，並列化を検討しよう．その際は，アムダールの法則を使って，自分の使用する計算環境で，自分の対象とする計算を十分高速化できる余地があるかを確認してから，並列化に取り掛かるべきである．やみくもな並列化をすると不要なバグが混入するし，逐次実行では現れなかった予想外の振る舞いを誘発することがある．たとえば，**デッドロック**という現象がある．これは，並列処理を実行する複数の処理単位が，お互いの処理が終わるのを待ち合うことで処理が進まなくなってしまう状態である．これが起こると，逐次処理では必要のない，プログラムの分析と修正の手間が発生する．

12.3.2　疎行列の格納法

　実際にプログラムの高速化の例をあげよう．3.5.4 項で実装したランダムネットワークのシミュレーションを題材とする．このシミュレーションは計算に 20 s 近くかかるので，並列化による高速化を検討したいところだが，改善の余地はないだろうか？

　明らかな改善ポイントが 1 つある．ニューロンどうしの結合行列 w は，$N \times N$ の行列である．いま，$N = 4000$ なので，非常に大きい行列である．一方で，行列要素のほとんど（具体的には 98%，結合確率 P が 0.02 なので）は 0 である．このように要素の多くが 0 の行列を**疎行列**とよぶ．件のコードはほとんどの要素が 0 にもかかわらず愚直に行列とベクトルの積を計算している．0 の部分をスキップできれば，計算の 98% を省略することができる．

　そこで，結合行列 w の格納法を検討しよう．疎行列の格納法には様々な形式が存

在する．代表的なのは **CSR**（Compressed Sparse Row, もしくは Compressed Row Storage; CRS）形式とよばれるものだが，神経回路シミュレーションの場合は **ELL** 形式のほうが自然である．ELL 形式では 2 つの配列を用意する．1 つには行ごとに非ゼロ要素の値を格納し，もう 1 つの配列には行ごとに非ゼロ要素の列番号を格納する（**図 12.2**）．行ごとに（つまりポスト側のニューロンごとに）結合するシナプス数は異なるので，最大のシナプス数でそれぞれの配列を確保し，値が足りないところは適当に埋める．たとえば，値を格納する配列は 0 で，列番号を格納する配列は −1 でそれぞれ埋めればよいだろう．とくに後者は，−1 で埋めることでループの最後を表す番兵としても機能する．そうすると，リスト 12.1 は，リスト 12.2 のように書き直すことができる（コードはすべて **code/part3/random/** にある）

$$*w = \begin{bmatrix} 0 & 1 & 0 & 1 & 0 \\ 1 & 0 & 0 & 0 & 0 \\ 1 & 1 & 1 & 0 & 1 \\ 0 & 0 & 1 & 0 & 1 \\ 1 & 1 & 0 & 0 & 0 \end{bmatrix} \quad *w = \begin{bmatrix} 1 & 1 & 0 & 0 \\ 1 & 0 & 0 & 0 \\ 1 & 1 & 1 & 1 \\ 1 & 1 & 0 & 0 \\ 1 & 1 & 0 & 0 \end{bmatrix} \quad *wc = \begin{bmatrix} 1 & 3 & -1 & -1 \\ 0 & -1 & -1 & -1 \\ 0 & 1 & 2 & 4 \\ 2 & 4 & -1 & -1 \\ 0 & 1 & -1 & -1 \end{bmatrix}$$

（a）例となる疎行列　　　　　（b）ELL による表現

図 12.2　ELL 形式での疎行列の格納法

リスト 12.1　code/part3/random/random.c:calculateSynapticInputs

```
76   for ( int32_t i = 0; i < N; i++ ) {
77     float re = 0, ri = 0;
78     for ( int32_t j = 0; j < N; j++ ) {
79       float r = n -> w [ j + N * i ] * n -> s [ j ];
80       if ( j < N_E ) { re += r; } else { ri += r; }
81     }
82   :
```

リスト 12.2　code/part3/random/random_ell.c:calculateSynapticInputs

```
108  for ( int32_t i = 0; i < N; i++ ) {
109    float re = 0, ri = 0;
110    for ( int32_t j = 0, k = 0; ( k = n -> wc [ j + n -> nc * i ] ) != -1;
       j++ ) {
111      float r = n -> w [ j + n -> nc * i ] * n -> s [ k ];
112      if ( k < N_E ) { re += r; } else { ri += r; }
113    }
114  :
```

ここで，w は値を格納する行列，wc は列番号を格納する行列，変数 k がプレ側のニューロンの番号である．k の値は wc から取り出されることに注意しよう．また，変

数 n -> nc は，1 個のポスト側のニューロンに結合するシナプス数の最大値である．

このように書き直したコードを random_ell.c に用意した．このコードの実行は 0.64 s ちょっとで終了する．わずかな修正で，ざっと 26 倍の高速化である．これなら待ち時間はないに等しく，一瞬で計算が終了したように感じるだろう．そこで次の掟である．

掟 2. 逐次計算のパフォーマンスで満足なら，並列化してはいけない．

もちろん，上記の計算は 4000 ニューロンだから 1 s 未満で終わるのであって，ニューロン数を増やせばそれだけ計算時間がかかる．掟 2 は，そのような大きなシミュレーションを実行しなければいけなくなってから，初めて並列化を検討しよう，ということである．

以降の章では，結合確率 P を 10 倍し，シナプス入力の強さは変えないように ge, gi の値を 1/10 にして，計算時間をわざと長くした．その場合の計算時間は ELL 版で 4.1 s である．

第 13 章

OpenMP による計算の並列化

まず OpenMP から始めよう．OpenMP は単一計算ノードでしか利用できないが，数行（多くの場合は 1 行）を書き加えるだけで自動的に並列化されるので，最初に試す価値がある．ランダムネットワークを題材として，シナプスの計算とニューロンの計算を並列化する．

13.1 ランダムネットワーク再訪

ランダムネットワークのプログラムをおさらいしよう．メインのループ部分のコードはこうだった．

リスト 13.1 `random_ell.c:loop`

```
139    for ( int32_t nt = 0; nt < NT; nt++ ) {
140      calculateSynapticInputs ( n );
141      updateCellParameters ( n );
142      outputSpike ( nt, n );
143    }
```

136 行目の関数 `calculateSynapticInputs` でシナプス入力を計算し，137 行目の関数 `updateCellParameters` でニューロンのパラメータを更新した．各関数はそれぞれ，

```
void 関数名 ( network_t *n )
{
  for ( int32_t i = 0; i < N; i++ ) {
    ポスト側のニューロン i に対する計算
  }
}
```

という構造だった．各ポスト側のニューロン i について逐次的に計算をしている．

並列化の方針は，このニューロン i に関するループの中身を並列に実行することである．

13.2 OpenMP の利用法

OpenMP は，単一計算ノード内の複数 CPU とその計算コアを並列に使うための標準規格である[18]．OpenMP が想定している計算機アーキテクチャは図 13.1 である．12.2.2 項で説明したとおり，複数のコアを持つ複数の CPU が，メモリを共有しているという構造を持つ（共有メモリ型）．OpenMP では，プログラムのプロセスは 1 つだけ起動され，その内側の命令が複数のコアによって並列に実行される．この場合の計算の単位を**スレッド**とよぶ．よって，OpenMP の並列モデルは共有メモリ型の**スレッド並列**とよばれる．

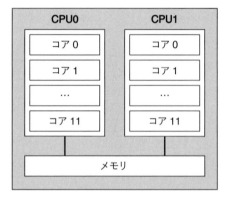

図 13.1 OpenMP が想定する計算機アーキテクチャの概念図．複数のコアを有するメモリを共有している．とくにこの図では，12 コアの CPU が 2 個という例を表しており，著者らが使っている計算機の例となっている．

OpenMP は，GNU Compiler Collection (GCC) の C コンパイラ[*1]には標準的についている機能である．コード中のヘッダ領域で `#include <omp.h>` とし，コンパイル時に `-fopenmp` オプションを追加すると，OpenMP を利用する準備が整う．

OpenMP によるニューロンのループの並列化は非常に容易である．まず，関数 `calculateSynapticInputs` について見ていこう．

リスト 13.2 `random_omp.c:calculateSynapticInputs`

```
107  void calculateSynapticInputs ( network_t *n )
108  {
109    #pragma omp parallel for
110    for ( int32_t i = 0; i < N; i++ ) {
111      float re = 0, ri = 0;
```

---

*1 バージョン 4.9 以降．

```
112    for ( int32_t j = 0, k = 0; ( k = n -> wc [ j + n -> nc * i ] ) != -1;
       j++ ) {
113      float r = n -> w [ j + n -> nc * i ] * n -> s [ k ];
114      if ( k < N_E ) { re += r; } else { ri += r; }
115    }
116    n -> ge [ i ] = exp ( - DT / TAU_E ) * n -> ge [ i ] + re;
117    n -> gi [ i ] = exp ( - DT / TAU_I ) * n -> gi [ i ] + ri;
118  }
119 }
```

このように，変数 i に関するループの直前に 1 行 `#pragma omp parallel for` を追加するだけである．この 1 行で，この次にくる for 文が自動的に並列化される．それ以外の修正は一切不要である．ただし前提として，ループ内の計算は，i ごとに完全に独立でなければいけない．この場合は，変数 re, ri, j, k, r は i ごとにローカルに定義された変数，配列 n -> w と n -> s は共有されているが読み出しのみ，配列 n -> ge と n -> gi は添字 i のみアクセスするので，すべて問題ではない．

関数 updateCellParameters についても同様である．

リスト 13.3　random_omp.c:updateCellParameters

```
119  void updateCellParameters ( network *n )
120  {
121  #pragma omp parallel for
122  for ( int32_t i = 0; i < N; i++ ) {
123    n -> v [ i ] += DT * ( - ( n -> v [ i ] - V_REST ) + G_E * n -> ge
       [ i ] + G_I * n -> gi [ i ] ) / TAU_M;
124    n -> s [ i ] = ( n -> v [ i ] > THETA );
125    n -> v [ i ] = ( n -> s [ i ] ) * V_RESET + ( ! n -> s [ i ] ) * n ->
       v [ i ];
126  }
```

本書で想定する計算機は 12 コアの CPU を 2 個搭載しているので，24 スレッド同時に実行できる．実際にコードをコンパイルして計算を実行してみる．

```
node01:~/snsbook/code/part3/random$ make random_omp
gcc -O3 -std=gnu11 -Wall -fopenmp -I../misc/SFMT-src-1.5.1 -D SFMT_MEXP
    =19937 -c random_omp.c
gcc -O3 -std=gnu11 -Wall -I../misc/SFMT-src-1.5.1 -D SFMT_MEXP=19937 -o
    SFMT.o -c ../misc/SFMT-src-1.5.1/SFMT.c
gcc -O3 -std=gnu11 -Wall -o timer.o -c ../misc/timer.c
gcc -O3 -std=gnu11 -Wall -fopenmp -I../misc/SFMT-src-1.5.1 -D SFMT_MEXP
    =19937 -o random_omp random_omp.o SFMT.o timer.o -lm
node01:~/snsbook/code/part3/random$ ./random_omp
# of omp threads = 24
Elapsed time = 0.498892 sec.
```

計算時間は約 $0.50\,\mathrm{s}$ であり，もとの計算時間と比較して約 8 倍高速化された．理論上は 24 倍速になるはずだが，各種オーバーヘッド（スレッド制御やコア間の同期など，計算以外の余分な処理のこと）により，そこまで性能は向上しない．しかし，わずか 2 行を追加するだけで 8 倍高速になるのだから，積極的に使っていくべきである．

　OpenMP については他にも様々な機能が存在するが，それらの解説は他の専門書に譲ることとし，神経回路シミュレーションに限定した話を進める．

第 **14** 章

MPI による計算の並列化

OpenMP では単一の計算ノードしか利用できなかったが，スパコンは複数の計算ノードからなる．たとえば，スパコンの「富岳」は約 16 万台の計算ノードで構成されている．このような構成では，各計算ノード内の CPU は，別の計算ノードのメモリに内容を直接読み書きすることはできない．よって，ネットワークを介して計算ノードどうしが通信して，メモリの内容を送受信することが必要になる．これを行うのが MPI (Message Passing Interface) である．OpenMP に続いて，MPI による並列化手法を解説する．

14.1 MPI の利用法

MPI は並列計算のための標準規格であり[45]，一般にコードが公開されているオープンソースのものからネットワーク機器ベンダの独自のものまで，様々な実装がある．MPI が想定する計算機ネットワークの概念図を図 14.1 に示す．

OpenMP では単一のプロセスが起動され，その内部の計算の実行がスレッドによって並列化された．一方，MPI の場合は，CPU ごと，コアごとに独立のプロセス

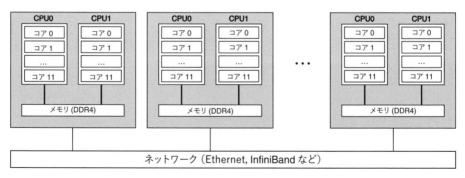

図 14.1 MPI が想定する計算機アーキテクチャの概念図．高速なネットワークに複数の計算ノードが接続する．各計算ノードは OpenMP の場合と同様，複数のコアを有する複数の CPU がメモリを共有している．

が起動され，一般的に複数のプロセスが一斉に走り出す．このような並列化を**プロセス並列**とよぶ．また，OpenMP では単一の計算ノードだけを考慮していたので，メモリの内容は CPU コア間で共有されていたが，MPI の場合は複数の計算ノードにメモリの内容が分散される．このような構成を分散メモリ型とよぶことはすでに説明した（12.2.2 項）．よって，MPI は分散メモリ型のプロセス並列とよばれる．

MPI には同期/非同期の送信/受信，全体の制御の同期，リダクションなど様々な命令が用意されていて，非常に低レベルの記述ができる分，コードは複雑になる傾向がある．本書では，最も容易な `MPI_Allgather` 命令を用いた並列化を紹介する．

MPI は OpenMP と比べて準備がいくらか必要である．まず，計算に用いるノードを列挙したファイルを作成する．

リスト 14.1　`hostfile`

```
1  node01
2  node02
3  node03
4  node04
5  node05
6  node06
7  node07
8  node08
```

このファイルは `hostfile` とよばれ，プログラム実行時に引数として指定する[*1]．

次はコードの修正である．まず，ヘッダファイル `mpi.h` の読み込みが必要である．

リスト 14.2　`random_mpi.c`

```
7  #include <mpi.h>
```

MPI では，複数のプロセスを一斉に起動し，かつ各プロセスに**ランク**とよばれる一意な番号を割り当てる．また，計算終了時にはプロセスをすべて停止する必要がある．そのような前処理・後処理を明示的に記述する．`main` 関数は以下のようになる．

リスト 14.3　`random_mpi.c:main`

```
164  int main ( int argc, char *argv [ ] )
165  {
166    MPI_Init ( &argc, &argv );
167    int mpi_size, mpi_rank;
168    MPI_Comm_size ( MPI_COMM_WORLD, &mpi_size );
169    MPI_Comm_rank ( MPI_COMM_WORLD, &mpi_rank );
170
171    network_t n;
```

[*1]　本書で使っている MPI の実装は mvapich2 v2.1 である．

```
172
173    initialize ( mpi_size, mpi_rank, &n );
174    loop ( mpi_size, mpi_rank, &n );
175    finalize ( mpi_size, mpi_rank, &n );
176
177    MPI_Finalize ( );
178 }
```

MPI_Init（166 行目）と MPI_Finalize（177 行目）がそれぞれ前処理・後処理を行う．次はランクの割り当てで，

リスト 14.4　random_mpi.c:main

```
167    int mpi_size, mpi_rank;
168    MPI_Comm_size ( MPI_COMM_WORLD, &mpi_size );
169    MPI_Comm_rank ( MPI_COMM_WORLD, &mpi_rank );
```

とすると，MPI_Comm_size によって全体のプロセス数が mpi_size に，MPI_Comm_rank によってそのプロセスのランク番号が mpi_rank にそれぞれ格納される．ここで，MPI_COMM_WORLD は，この計算に参加する計算ノードが全員で共有する，**コミュニケータ**とよばれるラベルである．MPI では，計算の途中でより小さな計算ノードの集団を定義することも可能であり，そのときに集団どうしを容易に区別するために，このようなコミュニケータを利用できる．そして，得られたプロセス数とランクの値を

リスト 14.5　random_mpi.c:main

```
173    initialize ( mpi_size, mpi_rank, &n );
174    loop ( mpi_size, mpi_rank, &n );
175    finalize ( mpi_size, mpi_rank, &n );
```

として各関数に渡す．

　関数 initialize の冒頭は，random_ell.c から以下のように修正される．

リスト 14.6　random_mpi.c:initialize

```
43 void initialize ( const int mpi_size, const int mpi_rank, network_t *n )
44 {
45    *n = ( network_t ) { . v = calloc ( N, sizeof ( float ) ),
46                         . ge = calloc ( N, sizeof ( float ) ),
47                         . gi = calloc ( N, sizeof ( float ) ),
48                         //. s = calloc ( N, sizeof ( bool ), ), // defined
       elsewhere
49                         //. file = fopen ( "spike.dat", "w" ),   // defined
       elsewhere
50    };
51
52    // PRNG
```

```
53    sfmt_init_gen_rand ( &n -> rng, 23 );
54
55    // File
56    if ( mpi_rank == 0 ) { n -> file = fopen ( "spike.dat", "w"); }
      :
```

まず，関数の引数としてサイズとランクを渡す．次に構造体の定義と乱数の初期化，その次がファイルの準備だが，

リスト 14.7　random_mpi.c:initialize

```
55    // File
56    if ( mpi_rank == 0 ) { n -> file = fopen ( "spike.dat", "w"); }
```

と修正した．MPI の場合は複数のプロセスが同時に走るので，何もしないとすべてのプロセスが同じ名前のファイルを作成しようとする．これを防ぐために，代表のプロセス，ここではランクが 0 のプロセスだけがファイルを作成するようにする．先に関数 finalize も見ておくと，

リスト 14.8　random_mpi.c:finalize

```
102   void finalize ( const int mpi_size, const int mpi_rank, network_t *n )
103   {
      :
110     if ( mpi_rank == 0 ) { fclose ( n -> file ); }
111   }
```

と修正しており，ランク 0 のプロセスだけがファイルを閉じる．この修正を忘れてすべてのプロセスがファイルを閉じようとすると，プログラムが異常終了する可能性がある．関数 initialize に戻ると，元のコードではスパイクを保存する配列 n -> s を定義していたが，MPI のやり方に合うようにあとで定義することとして，ここからは削除する（48 行目）．

以下の関数 loop がコードの修正の核心部分である．

リスト 14.9　random_mpi.c:loop

```
142   void loop ( const int mpi_size, const int mpi_rank, network_t *n )
143   {
144     const int32_t n_each = ( N + mpi_size - 1 ) / mpi_size;
145     const int32_t n_offset = n_each * mpi_rank;
146     n -> s = calloc ( n_each * mpi_size, sizeof ( bool ) );
147
148     bool s_local [ n_each ];
149
150     timer_start ( );
151
152     for ( int32_t nt = 0; nt < NT; nt++ ) {
```

```
153    calculateSynapticInputs ( n_each, n_offset, n );
154    updateCellParameters ( n_each, n_offset, n );
155    for ( int32_t i = n_offset; i < MIN ( n_offset + n_each, N ); i++ ) {
       s_local [ i - n_offset ] = n -> s [ i ]; }
156    MPI_Allgather ( s_local, n_each, MPI_C_BOOL, n -> s, n_each, MPI_C_BOOL
       , MPI_COMM_WORLD );
157    if ( mpi_rank == 0 ) { outputSpike ( nt, n ); }
158  }
159
160  double elapsedTime = timer_elapsed ( );
161  if ( mpi_rank == 0 ) { printf ( "Elapsed time = %f sec.\n", elapsedTime);
       }
162 }
```

まず，各プロセスが計算を担当するニューロン数 n_each を決める（144 行目）．基本的にはニューロンの総数 N をプロセスの総数 mpi_size で割ればよいのだが，ただ単に割ると余りが出てしまうので，余りの分まで保持できるように一工夫して少し多めに決める．次に，各プロセスが担当するニューロンの先頭の番号を offset に格納する（145 行目）．ランク 0 のプロセスは先頭の n_each 個のニューロンを担当し，ランク 1 のプロセスはその次の n_each 個のニューロンを担当する．以下同様となるので，

リスト 14.10　random_mpi.c:loop

```
145    const int32_t n_offset = n_each * mpi_rank;
```

として計算できる．さらに，各プロセスでスパイクを保存する配列 n -> s を定義する（146 行目）．

リスト 14.11　random_mpi.c:loop

```
146    n -> s = calloc ( n_each * mpi_size, sizeof ( bool ) );
```

全ニューロン数は N ではなく，n_each * mpi_size であることに注意する．

次に，各プロセスが計算を担当するニューロンのスパイクを保存する配列 s_local を用意する（148 行目）．配列のサイズは n_each になる．そして時間ステップのループ（152 行目）に入る．

ループの中身は，

リスト 14.12　random_mpi.c:loop

```
153    calculateSynapticInputs ( n_each, n_offset, n );
154    updateCellParameters ( n_each, n_offset, n );
155    for ( int32_t i = n_offset; i < MIN ( n_offset + n_each, N ); i++ ) {
       s_local [ i - n_offset ] = n -> s [ i ]; }
```

```
156      MPI_Allgather ( s_local, n_each, MPI_C_BOOL, n -> s, n_each, MPI_C_BOOL
         , MPI_COMM_WORLD );
157      if ( mpi_rank == 0 ) { outputSpike ( nt, n ); }
```

である．関数 calculateSynapticInputs と updateCellParameters に n_each,
n_offset を渡して，実際に計算するニューロンの番号を決定する．

リスト 14.13　random_mpi.c:calculateSynapticInputs

```
113  void calculateSynapticInputs ( const int32_t n_each, const int32_t n_offset
     , network_t *n )
114  {
115    for ( int32_t i = n_offset; i < MIN ( n_offset + n_each, N ); i++ ) {
       :
124  }
```

リスト 14.14　random_mpi.c:updateCellParameters

```
127  void updateCellParameters ( const int32_t n_each, const int32_t n_offset,
     network_t *n )
128  {
129    for ( int32_t i = n_offset; i < MIN ( n_offset + n_each, N ); i++ ) {
       :
133  }
```

各プロセスはニューロン n_offset から n_each 個だけを計算する．ただし最後のラ
ンクのプロセスについては余りの分しか計算しないので，ループの終了条件を工夫す
る．あとの中身は同じである．こうすることで各プロセスが計算するニューロン数を
N から n_each に減らすことができる．続けて，updateCellParameters でスパイク
発射の有無が計算されるので，それを s_local にコピーする．

リスト 14.15　random_mpi.c:loop

```
155      for ( int32_t i = n_offset; i < MIN ( n_offset + n_each, N ); i++ ) {
         s_local [ i - n_offset ] = n -> s [ i ]; }
```

この段階では，各プロセスはニューロンのスパイクに関して，計算を担当するニュー
ロンの分しかそれぞれ保持していない．
　次が最も重要な操作である．各プロセスが持っている s_local の中身を交換し
あって n -> s を復元する．

リスト 14.16　random_mpi.c:loop

```
156      MPI_Allgather ( s_local, n_each, MPI_C_BOOL, n -> s, n_each, MPI_C_BOOL
         , MPI_COMM_WORLD );
```

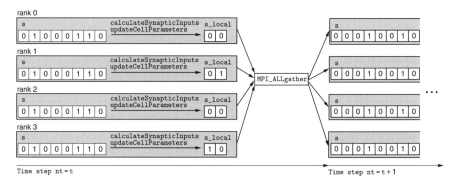

図 14.2　`MPI_Allgather` の動作例．8 ニューロン，4 プロセスの場合．時間ステップ nt = t において，配列 s は各プロセスで同じものを保持している．各プロセスは 8/4 = 2 個のニューロンの計算のみを行い，スパイクの情報を配列 s_local に保存する．その後，`MPI_Allgather` を実行すると，s_local が交換され，s の中身が埋められる．そして次のステップの計算が始まる．

この 1 行で所望の交換がなされる（**図 14.2**）．この呼び出しのあとでは配列 n -> s に全ニューロンのスパイク情報が格納されているので，次の時間ステップの計算は問題なく始められる．`MPI_C_BOOL` は交換すべき配列の要素の型である．そしてループの最後に，ランク 0 のプロセスだけがファイルにデータを書き込む．

リスト 14.17　`random_mpi.c:loop`

```
157    if ( mpi_rank == 0 ) { outputSpike ( nt, n ); }
```

MPI を使ったコードは `mpicc` でコンパイルし，`mpirun` で以下のように実行する．

```
node00:~/snsbook/code/part3/random$ make random_mpi
mpicc -O3 -std=gnu11 -Wall -I../misc/SFMT-src-1.5.1 -D SFMT_MEXP=19937 -c
    random_mpi.c
gcc -O3 -std=gnu11 -Wall -I../misc/SFMT-src-1.5.1 -D SFMT_MEXP=19937 -o
    SFMT.o -c ../misc/SFMT-src-1.5.1/SFMT.c
gcc -O3 -std=gnu11 -Wall -o timer.o -c ../misc/timer.c
mpicc -O3 -std=gnu11 -Wall -I../misc/SFMT-src-1.5.1 -D SFMT_MEXP=19937 -o
    random_mpi random_mpi.o SFMT.o timer.o -lm
node00:~/snsbook/code/part3/random$ mpirun -hostfile hostfile -np 192 ./
    random_mpi
Elapsed time = 0.093905 sec.
```

`-np` の引数は，実際に計算に使う CPU のコア数である．全部で 192 コアあるので，全部使ってみると，約 0.1 s で計算が完了した．逐次計算のバージョンは 4.1 s かかったので，40 倍以上高速化されたことになる．わずかな，しかもほぼ自明なコードの修正で，である．

14.2　スケーリング性能

絶対性能で 40 倍速くなることがわかったので，次は，スケーリングを調べよう．

14.2.1　強スケーリング

　プロセス数を $1, 2, 4, 8, \cdots$ と 2 倍ずつ大きくしていったときの，それぞれの計算時間を求めてみよう．結果を図 14.3 に示す．全体として，プロセス数を 2 倍にすると計算時間もほぼ半分になるので，よい強スケーリングが得られている．一方，プロセス数が増えていくと，計算時間はそれほど減少しなくなる．これは，プロセス数が増えたことによるオーバーヘッドと，さらにプロセス間通信が増えたことによるものと考えられる．アムダールの法則からわかるように，並列数を増やすと，並列化不可能な部分（通信）に対する並列化可能な部分（計算）の割合が小さくなる．そのため，並列数が増えると，並列化の効果は小さくなる．

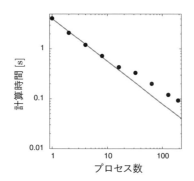

図 14.3　強スケーリング性能．プロセス数を 1 から 192 まで変化させたときの，それぞれのシミュレーションにかかった計算時間．横軸，縦軸ともに対数をとった．点が測定した値で，実線は指数関数 $f(x) = a \cdot x^b$ でフィッティングしたもの．a, b の値はそれぞれ $4.0, -0.85$．

14.2.2　弱スケーリング

　次は弱スケーリングである．プロセス数を 2 倍にするたびにニューロン数 N も 2 倍にしていくが，シナプス数については注意する必要がある．いまのコードでは各ニューロンは確率 P で他のニューロンからシナプス結合を受けるとしているので，N を大きくするとシナプスの総数も N^2 に比例して増えていく．しかし，1 個のニュー

ロンが持てるシナプス結合の数は，生物学的にも物理的にも無限に大きくはできない
はずである．そこで，以下では各ニューロンのシナプス数は平均 $4000P = 800$ 個で
固定し，ニューロン数のみを変化させる．このような想定は，近年のスパコンを対象
とするスパイキングネットワークのベンチマークにも採用されている[50].

　計算結果を図 14.4 に示す．計算規模が大きくなると徐々に計算時間も増えていく
が，それほど劇的には変化しないので，比較的良好な弱スケーリングが得られている
ことがわかる．弱スケーリングでは計算ノードあたりの計算規模が一定であり，また
計算ノードあたりの演算量も一定になる．しかし，ノード間の通信や周期にかかる
オーバーヘッドは，ノード数の増加とともに増える可能性があるため，結果で見られ
たような計算時間の増加が起こる．

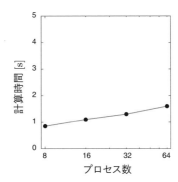

図 14.4　弱スケーリング性能．プロセス数を 8 個から 2 倍ずつ 64 個まで増やし，
同時にニューロン数も 2 倍ずつ増やした場合の計算結果.

14.3　フラット MPI とハイブリッド並列

　上記のように，ノード内・ノード外の区別なく，全体で MPI 通信を行う並列化を，
フラット MPI とよぶ．フラット MPI の場合，192 プロセスを使うことで最速の 0.1 s
が得られた．一方，ノード内はメモリ内容は共有されているため，MPI による通信は
本来不要であり，その分余計にネットワークへ負荷がかかっているとも考えられる．
本書で使っている高々 8 ノード程度のクラスタであれば無視できるが，現代的なスパ
コン，たとえば「富岳」のように 16 万ものノード数になると，1 ノードあたり 48 コ
ア持つので，プロセス数は 768 万にもなる．また，MPI に利用するメモリが巨大に
なりすぎて，計算に利用可能なメモリ量の深刻な減少などを招く．そこで，大規模な
クラスタでは，ノード内は OpenMP，ノード外は MPI を使う**ハイブリッド並列**が有
効であり，「富岳」などのスパコンでは推奨されている．

　ハイブリッド並列を試す場合は, random_mpi.cをベースにして, ヘッダファイルomp.h をインクルードし, 関数 calculateSynapticInputs と updateCellParameters に OpenMP の #pragma 文を追加する. そして mpirun の実行時に -np 16 として ノード数を指定する. この際,

```
#pragma omp parallel for threads ( 11 )
```

のようにして, num_threads(11) とスレッド数を指定する. 12 スレッド全部を使わ ない理由は, MPI のプロセス用に 1 つ使うからである. プログラムを random_hyb.c とした場合,

```
node00:~/snsbook/code/part3/random$ mpirun -hostfile hostfile -np 16 ./
    random_hyb
Elapsed time = 0.296803 sec.
```

となり, フラット MPI の最速には及ばないが, それでも 32 並列と同程度の速度を出 すことができた.

　ハイブリッド並列では, 2 つの並列手法, ここでは MPI と OpenMP の 2 つのオー バーヘッドが発生するため, フラット MPI よりも計算性能が落ちることがある. し かし, 前述のように数万を超えるような並列計算環境の場合, 通信負荷を抑えメモリ 消費を減らす必要がでてくるため, ハイブリッド並列性の優位性が出てくる.

14.4　性能評価

　最後に, 実行効率を評価しよう. 例題のランダムネットワーク 1 s 分（1000 ステッ プ）のシミュレーションの場合, シナプス結合の数が多いため, その計算時間が支 配的になる. シナプスコンダクタンスの計算は, 4000 細胞が 20% の確率で他の神 経細胞につながるので, $4000 \times 0.2 \times 2 \times 4000 \times 1000 = 6.4 \times 10^9$ 回発生する. 一方, 膜電位の計算は $11 \times 4000 \times 1000 = 44 \times 10^6$ 回で, 非常に小さいので無視 できる. よって, 総演算数は約 6.4 ギガ回となる. この演算が約 0.1 s で完了した ので, 実行性能は約 6.4 ギガ回/0.1 s = 64 GFLOPS である. そして, 実行効率は 64 GFLOPS / 13516.8 GFLOPS = 0.0058 より, 0.58% と計算できる.

第 **15** 章

GPUによる計算の並列化

　グラフィクスプロセッシングユニット (**Graphics Processing Unit, GPU**) は，も
ともとゲームやコンピューターグラフィックスにおける，ピクセル輝度やオブジェ
クトなどの画像処理を並列計算するために開発された．2000 年代中盤頃から，その
並列計算性能を科学技術計算に利用するムーブメントが盛り上がり，計算環境の整
備が急速に進んだ．その中でも代表的なものの 1 つが，NVIDIA が開発した CUDA
(Compute Unified Device Architecture) で，並列計算用 API を使ってプログラム
を書ける．
　ここでは，GPU として NVIDIA Tesla V100，計算環境として CUDA を使って，
ランダムネットワークの並列計算を行ってみよう．

15.1　GPU とは何か

　まず，GPU の構造について説明する．NVIDIA V100 には 5120 個の CUDA コ
アとよばれる演算に特化したユニットがあり，1.53 GHz で駆動する．一般的な CPU
のコア数は高々数十なので，GPU のコア数は，演算に特化したコアとはいえ 100 倍
以上である．
　CUDA コアは Streaming Multiprocessor (SM) とよばれる単位ごとにまとまって
配置され，階層的な構造を持つ．V100 には SM が 80 基ある（図 15.1）．SM あた
り単精度 CUDA コアが 64 基，整数演算器コアが 64 基，L1/シェアードメモリが
128 KBytes，レジスタファイルが 256 KBytes ある．ここでは使用しないが，倍精度
CUDA コアが 32 基，行列計算用の Tensor コア 8 基もある．L1/シェアードメモリ
は小容量の高速なメモリで，L1 キャッシュメモリとして動作させる領域と，ユーザー
が指定して使う**シェアードメモリ**領域を配分することができる．
　次に，CUDA のプログラミングモデルを説明しよう．CUDA は階層的な GPU の
構造に合わせたプログラミングモデルで，計算単位が階層的な構造である，**グリッ
ド**，**ブロック**，スレッドから構成される（図 15.1）．スレッドは CUDA コアに割り
当てられて，処理を実行する主体である．スレッドの集まりがブロックで，ブロック

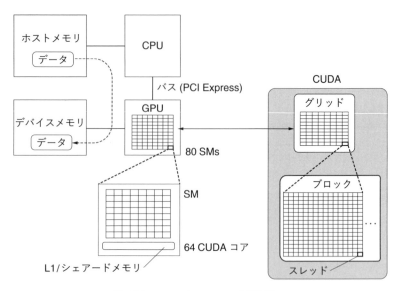

図 15.1　GPU と CUDA の概念図

は SM に割り当てられる．ブロックの集まりがグリッドで，GPU に割り当てられる処理全体である．

　このプログラミングモデルで V100 を使って最大限に処理を行うには，64 スレッドからなるブロックを 80 ブロック持つグリッドで実行すればよいかと思うかもしれない．しかし，CUDA コアの利用効率を上げるには，CUDA コア数の数倍のスレッドを割り当てる必要がある．

　ちなみに，SM あたりの CUDA コアやメモリの構成は，GPU の世代ごとに変化してきており，おおむね，SM あたりの各部分の搭載量は増える傾向にある．たとえば，2005 年頃の最初期世代の GTX280 では，SM あたり 8 つの CUDA コア，シェアードメモリは 16 KBytes しかなかった．この構成変化により，効率的なスレッドやブロックの割り当て数が変わるので，GPU の世代や計算対象ごとに，適切な割り当て数の多少試行錯誤が必要である．

　CUDA では，このようなプログラミングモデルによって，同じ命令を複数のスレッドで実行する．このような並列処理形態を，**Single Instruction Multiple Threads(SIMT)** とよぶ（第 16 章参照）．複数のスレッドが同一の命令を実行するという意味である．

　CUDA のスレッドでは，基本的に同じ計算を異なるデータに対して実行することが想定されている．たとえばプログラムの中で if 文を使って条件分岐する場合，

CPU では then 節と else 節を別々のスレッドで並列に計算を実行することができる．一方，CUDA ではどちらかの節を実行中はもう片方の節のスレッドは停止する．こういった処理方法も SIMT の特徴の 1 つである．

また，GPU は GPU 用に独立したメモリ（**デバイスメモリ**）を持っており，CPU 側のメモリ（区別を明確にするために**ホストメモリ**とよぶ）との内容は異なる．そのため，必要に応じて明示的にホストメモリとデバイスメモリの間でデータをコピーする必要がある（図 15.1）．その際，データのコピーは PCI Express バスを介して行われるため，頻繁にコピーするようだとここがボトルネックになることがある．よって，理想的には一度 GPU 上にデータを渡したら，二度と CPU にデータを戻さずに計算し続けるのが望ましい．しかし，計算結果のデータはファイルに出力しなければならないので，最終的にはデバイスメモリからホストメモリに送る必要がある．

15.2 ニューロンの並列計算

ではこれまでと同様に，1 つのニューロンの計算を 1 つのスレッドに割り当てる方針で，GPU による並列化のコードを作成しよう．コードは random_gpu.cu である．

CPU 版 (random_ell.c) との違いを先頭から列挙していく．まず 41, 42 行目で BLOCK_SIZE, GRID_SIZE という定数を定義している．詳しい説明は後述するが，それぞれ 1 ブロックあたりのスレッド数と，N 個のニューロンに必要なブロック数である．

リスト 15.1 random_gpu.cu

```
41 #define BLOCK_SIZE ( 32 )
42 #define GRID_SIZE ( ( ( N ) + ( BLOCK_SIZE ) - 1 ) / ( BLOCK_SIZE ) )
```

次に，配列の確保を 53–56 行目で行っている．

リスト 15.2 random_gpu.cu:initialize

```
53 cudaMallocManaged ( &n -> v, N * sizeof ( float ) );
54 cudaMallocManaged ( &n -> ge, N * sizeof ( float ) );
55 cudaMallocManaged ( &n -> gi, N * sizeof ( float ) );
56 cudaMallocManaged ( &n -> s, N * sizeof ( bool ) );
```

CPU 版では，ここは通常の calloc だった．すでに説明したとおり，GPU のメモリと CPU のメモリは独立しており，それぞれ個別にメモリ領域を確保する必要がある．GPU 上にメモリの確保する cudaMalloc 関数が用意されており，malloc /

calloc と並行して呼び出す必要がある．さらに，データのコピーは cudaMemcpy 関数を明示的に呼び出さなければいけない．しかし，V100[*1]ではそれを意識せずにできるようになっている．cudaMallocManaged 関数でメモリを確保すると，同じ変数名でホストメモリとしてもデバイスメモリとしても利用できるようになる．しかも，ホストとデバイスで内容の整合性をとるように，必要に応じてデータコピーが自動的に行われる．このような仕組みを**ユニファイドメモリ**とよぶ．データコピーを GPU まかせにするので性能が低下する可能性があるが，自分でメモリを管理する必要がなく，非常に便利なので，性能低下の範囲が許容できれば利用すべきである．結合行列の配列も同様に，cudaMallocManaged で確保しよう．

リスト 15.3　random_gpu.cu:initialize

```
86    cudaMallocManaged ( &n -> w,  n -> nc * N * sizeof ( float ) );
87    cudaMallocManaged ( &n -> wc, n -> nc * N * sizeof ( int32_t ) );
```

確保したユニファイドメモリは，最後に cudaFree で開放する．

リスト 15.4　random_gpu.cu:finalize

```
108   cudaFree ( n -> v );
109   cudaFree ( n -> ge );
110   cudaFree ( n -> gi );
111   cudaFree ( n -> s );
112   cudaFree ( n -> w );
113   cudaFree ( n -> wc );
```

中核の部分を見ていこう．calculateSynapticInputs は，以下のような関数になる．

リスト 15.5　random_gpu.cu:calculateSynapticInputs

```
117   __global__ void calculateSynapticInputs ( network_t *n )
118   {
119     int32_t i = threadIdx.x + blockIdx.x * blockDim.x;
120
121     if ( i < N ) {
122       float re = 0, ri = 0;
123       for ( int32_t j = 0, k = 0; ( k = n -> wc [ j + n -> nc * i ] ) != -1;
          j++ ) {
124         float r = n -> w [ j + n -> nc * i ] * n -> s [ k ];
125         if ( k < N_E ) { re += r; } else { ri += r; }
126       }
127       n -> ge [ i ] = exp ( - DT / TAU_E ) * n -> ge [ i ] + re;
128       n -> gi [ i ] = exp ( - DT / TAU_I ) * n -> gi [ i ] + ri;
129     }
```

[*1]　正確には Compute Capability 6 以上の GPU.

```
130  }
```

先頭の `__global__` は，この関数はホストとデバイス両方から呼び出される関数であ
る，ということを指示している．`__global__` がついた関数は値を返せない．つまり，
関数の宣言は必ず void である．そして，変数 i に関する for ループ

リスト 15.6　`random_ell.c:calculateSynapticInputs`

```
108  for ( int32_t i = 0; i < N; i++ ) {
```

がなくなり，代わりに

リスト 15.7　`random_gpu.cu:calculateSynapticInputs`

```
119  int32_t i = threadIdx.x + blockIdx.x * blockDim.x;
120
121  if ( i < N ) {
```

と書き直されている．この意味は BLOCK_SIZE, GRID_SIZE の説明とあわせて後述す
るが，これで発行したすべてのスレッドに一意な番号 i が割り当てられる．以降は
CPU 版と同じだが，一般的にスレッドは本来必要な数（ニューロン数）よりもたく
さん発行されるので，必要なスレッドだけ，つまりスレッド番号が N より小さいス
レッドだけが，実際のシナプス入力の計算を行う．スレッドごとの計算は独立に行わ
れるので，この部分で 4000 個の計算が同時に行われる．

　関数 updateCellParameters も同様である．関数の先頭に `__global__` が付き，先
頭の for ループがなくなるかわりに先頭でスレッド番号を設定する．

　ループの部分は以下のようなコードになる．

リスト 15.8　`random_gpu.cu:loop`

```
150  void loop ( network_t *n )
151  {
152    timer_start ( );
153
154    for ( int32_t nt = 0; nt < NT; nt++ ) {
155      calculateSynapticInputs <<< GRID_SIZE, BLOCK_SIZE >>> ( n );
156      updateCellParameters <<< GRID_SIZE, BLOCK_SIZE >>> ( n );
157      cudaDeviceSynchronize ( );
158      outputSpike ( nt, n );
159    }
160
161    double elapsedTime = timer_elapsed ( );
162    printf ( "Elapsed time = %f sec.\n", elapsedTime);
163  }
```

従来は，

リスト 15.9　`random_ell.c:loop`

```
140    calculateSynapticInputs ( n );
```

と書かれていた行が，

リスト 15.10　`random_gpu.cu:loop`

```
155    calculateSynapticInputs <<< GRID_SIZE, BLOCK_SIZE >>> ( n );
```

と置き換えられている（`updateCellParameters` も同様である）．これが GPU 上での 1 つの関数（**カーネル**とよぶ）の呼び出しである．カーネルを起動すると，必要な数のスレッドが自動的に生成され，各スレッドに一意な番号が割り当てられて，それぞれが計算を始める．スレッド数の指定を行っているのが，

```
<<< GRID_SIZE, BLOCK_SIZE >>>
```

という記述であり，GRID_SIZE × BLOCK_SIZE 個のスレッドが発行される．いま，BLOCK_SIZE の値は 32 であり，また GRID_SIZE の値は

リスト 15.11　`random_gpu.cu`

```
42  #define GRID_SIZE  ( ( ( N ) + ( BLOCK_SIZE ) - 1 ) / ( BLOCK_SIZE ) )
```

と計算しているが，これはニューロン数 N を BLOCK_SIZE で割って切り上げた値となる．$N = 4000$ の場合は GRID_SIZE $= 125$ なので，ぴったり GRID_SIZE × BLOCK_SIZE $= 4000$ となる．ニューロン数が BLOCK_SIZE で割り切れない場合は，BLOCK_SIZE の倍数で，かつニューロン数に最も近い数だけスレッドが発行される．BLOCK_SIZE の値のとり方は任意性があるが，GPU の種類によって 1024 以下といった制約がある．また，この値に応じて計算時間は変化するので，色々な値を試して最速のものを採用することが多い．なお，`<<< g, b >>>` の前者 g を**グリッドサイズ**，後者 b を**ブロックサイズ**とよぶ．そして，

リスト 15.12　`random_gpu.cu:loop`

```
157    cudaDeviceSynchronize ( );
```

という行が続く．カーネルの実行は CPU 側の計算とは非同期に行われるので，何も
しないと GPU 側で膜電位の計算をしている途中で CPU 側でスパイクをファイルに
出力してしまう．cudaDeviceSynchronize 関数をよぶとカーネル実行の終了を明
示的に待つので，安全にファイル出力ができる．

最後に，変数 n もユニファイドメモリ上に確保しよう．

リスト 15.13　random_gpu.cu:main

```
168    cudaMallocManaged ( &n, sizeof ( network_t ) );
```

計算が終わったら必ず cudaFree する（174 行目）．

これを実行してみよう．

```
DGX-Station:~/snsbook/code/part3/random$ make random_gpu
nvcc -O3 -I ../misc/SFMT-src-1.5.1/ -D SFMT_MEXP=19937 -c random_gpu.cu
gcc -O3 -std=gnu11 -Wall -I../misc/SFMT-src-1.5.1/ -D SFMT_MEXP=19937 -o
    SFMT.o -c ../misc/SFMT-src-1.5.1/SFMT.c
gcc -O3 -std=gnu11 -Wall -o timer.o -c ../misc/timer.c
nvcc -O3 -I../misc/SFMT-src-1.5.1/ -D SFMT_MEXP=19937 -o random_gpu
    random_gpu.o SFMT.o timer.o -lm
DGX-Station:~/snsbook/code/part3/random$ ./random_gpu
Elapsed time = 0.598377 sec.
```

約 0.60 s で計算が終了した．

15.3　シナプス入力の並列計算

V100 には 5120 コアも搭載されているにもかかわらず，ニューロン数は 4000 な
ので，1120 コアは使われず遊んでいる状態である．これはもったいない．一般に，
GPU による計算では数十万〜数百万のスレッドを同時に発行して計算する．このよ
うな膨大な数のスレッドを使って，さらなる高速化を検討しよう．

GPU の真骨頂は，シナプス入力の計算を並列に実行することである．1 個
のポスト側のニューロンあたりのシナプス数を c とすると，普通の for ルー
プで計算すると $O(c)$ 回の積和を計算することになるが，これを $O(\log c)$ に落
とすことができる．このような計算を**リダクション**という．従来のカーネルを
calculateSynapticInputs_a とリネームし，それを改変してバージョン b を作成
した．

リスト 15.14 random_gpu_reduction.cu:loop

```
190    for ( int32_t nt = 0; nt < NT; nt++ ) {
191      calculateSynapticInputs_a <<< GRID_SIZE, BLOCK_SIZE >>> ( n );
192      //calculateSynapticInputs_b <<< N, NTHSYN >>> ( n );
193      updateCellParameters <<< GRID_SIZE, BLOCK_SIZE >>> ( n );
194      cudaDeviceSynchronize ( );
195      outputSpike ( nt, n );
196    }
```

この状態でコードをコンパイルして実行すると，前章と同じく約 $0.60\,\mathrm{s}$ で計算が完了する．カーネル b は $N \times \mathrm{NTHSYN} \approx 820$ 万個のスレッドを発行する．ここで $\mathrm{NTHSYN} = 2048$ として 43 行目で#defineしている．カーネル a は N 個しかスレッドを発行しなかったため，それと比べてスレッド数は 2000 倍以上になる．このように，膨大な数のスレッドを発行して計算できるのが GPU の醍醐味である．

さっそく，calculateSynapticInputs_b を見よう．これがすべての基本となる．中身は以下のとおりである．

リスト 15.15 random_gpu_reduction.cu:calculateSynapticInputs_b

```
133    __global__ void calculateSynapticInputs_b ( network_t *n )
134    {
135      int32_t _i = threadIdx.x + blockIdx.x * blockDim.x;
136
137      int32_t i = _i / NTHSYN;
138      int32_t j = _i % NTHSYN;
139
140      __shared__ float s_re [ NTHSYN ], s_ri [ NTHSYN ];
141
142      if ( i < N ) {
143        int32_t l = ( j < n -> nc ) ? n -> wc [ j + n -> nc * i] : -1;
144        s_re [ j ] = ( l != -1 && l < N_E ) ? n -> w [ j + n -> nc * i ] * n
           -> s [ l ] : 0.;
145        s_ri [ j ] = ( l != -1 && l >= N_E ) ? n -> w [ j + n -> nc * i ] * n
           -> s [ l ] : 0.;
146        for ( int32_t k = NTHSYN; k < n -> nc; k += NTHSYN ) {
147          int32_t l = ( j + k < n -> nc ) ? n -> wc [ j + k + n -> nc * i] :
             -1;
148          s_re [ j ] += ( l != -1 && l < N_E ) ? n -> w [ j + k + n -> nc * i
             ] * n -> s [ l ] : 0.;
149          s_ri [ j ] += ( l != -1 && l >= N_E ) ? n -> w [ j + k + n -> nc * i
             ] * n -> s [ l ] : 0.;
150        }
151      }
152      __syncthreads();
153
154      for ( int32_t k = NTHSYN / 2; k > 0; k >>= 1 ) {
155        if ( j < k ) {
156          s_re [ j ] += s_re [ j + k ];
157          s_ri [ j ] += s_ri [ j + k ];
158        }
159        __syncthreads();
160      }
161
```

```
162    if ( i < N && j == 0 ) {
163      n -> ge [ i ] = exp ( - DT / TAU_E ) * n -> ge [ i ] + s_re [ 0 ];
164      n -> gi [ i ] = exp ( - DT / TAU_I ) * n -> gi [ i ] + s_ri [ 0 ];
165    }
166  }
```

考え方はこうである．GPU では，発行したスレッドがすべて独立に扱われるのではなく，**スレッドブロック**という単位でまとまって扱われる．1 つのスレッドブロックに含まれるスレッド数がブロックサイズであり，<<< g, b >>>の b の値で指定する値である．本書のコードでは NTHSYN = 2048 である．つまり，2048 スレッドが 1 つのブロックとして動作する．このコードで発行されるスレッド数は $N \times 2048$ だった．つまり，各ポスト側のニューロンに対して，2048 スレッドを使ってシナプス入力の計算をする[*2]．

まず，各スレッドが担当するポスト側のニューロンの番号 i と，そのニューロンにおけるローカルなスレッド番号 j を得る．

リスト 15.16　random_gpu_reduction.cu:calculateSynapticInputs_b

```
135    int32_t _i = threadIdx.x + blockIdx.x * blockDim.x;
136
137    int32_t i = _i / NTHSYN;
138    int32_t j = _i % NTHSYN;
```

次はシェアードメモリの確保である．

リスト 15.17　random_gpu_reduction.cu:calculateSynapticInputs_b

```
140    __shared__ float s_re [ NTHSYN ], s_ri [ NTHSYN ];
```

シェアードメモリは同じブロック内のスレッドが共有できるメモリである．シェアードメモリは容量こそ小さいが，デバイスメモリと比べて非常に高速にアクセスできる[*3]ため，これをうまく使うことができれば高速化に有効である．シェアードメモリは__shared__という接頭語をつけて宣言する．re, ri の計算の途中経過を保存する．

シェアードメモリを確保したので，これを使って積和の計算を進める．

[*2] 2048 という数は，CUDA コア数の数倍という基準で決めた．
[*3] アクセス速度の性能はシェアードメモリ (SRAM) ≫ デバイスメモリ (GDDR5) ≫ ホストメモリ (DDR4) である．

リスト 15.18 random_gpu_reduction.cu:calculateSynapticInputs_b

```
142    if ( i < N ) {
143      int32_t l = ( j < n -> nc ) ? n -> wc [ j + n -> nc * i] : -1;
144      s_re [ j ] = ( l != -1 && l < N_E ) ? n -> w [ j + n -> nc * i ] * n
         -> s [ l ] : 0.;
145      s_ri [ j ] = ( l != -1 && l >= N_E ) ? n -> w [ j + n -> nc * i ] * n
         -> s [ l ] : 0.;
146      for ( int32_t k = NTHSYN; k < n -> nc; k += NTHSYN ) {
147        int32_t l = ( j + k < n -> nc ) ? n -> wc [ j + k + n -> nc * i] :
           -1;
148        s_re [ j ] += ( l != -1 && l < N_E ) ? n -> w [ j + k + n -> nc * i
           ] * n -> s [ l ] : 0.;
149        s_ri [ j ] += ( l != -1 && l >= N_E ) ? n -> w [ j + k + n -> nc * i
           ] * n -> s [ l ] : 0.;
150      }
151    }
152    __syncthreads();
```

ニューロンごとに 2048 スレッド全部を使って，スレッド j は 144, 145 行目で w_{ij} と s_j の積を計算し，シェアードメモリの j 番地に置く．次に，シナプス結合の個数が 2048 よりも大きければ，各スレッドは w_{ij} と s_j の積の値をシェアードメモリに足しあわせていくが（146–150 行目），いまのシナプス数は 2048 未満なので，このループは回らない．最後に__syncthreads 関数を呼び出してスレッドを同期し，すべてのスレッドの終了を待つ．

リスト 15.19 random_gpu_reduction.cu:calculateSynapticInputs_b

```
140    __syncthreads ( );
```

ここまでで，計算に必要な値をすべてシェアードメモリに格納することができた．シェアードメモリを使うときは，このようにまず必要な値を格納するところから始まる．

次に，シェアードメモリ上の 2048 個の値の和を計算していく．

リスト 15.20 random_gpu_reduction.cu:calculateSynapticInputs_b

```
154    for ( int32_t k = NTHSYN / 2; k > 0; k >>= 1 ) {
155      if ( i < N && j < k ) {
156        s_re [ j ] += s_re [ j + k ];
157        s_ri [ j ] += s_ri [ j + k ];
158      }
159      __syncthreads ( );
160    }
```

この計算は，図 15.2 を見るとわかりやすい．2048 個のスレッドのうち，まず半分の 1024 個を使って，自分の値と 1024 個先の値を足して，関数 __syncthreads を呼び

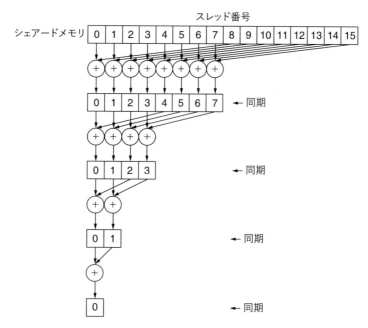

図 15.2 シェアードメモリを使ったリダクションの計算. スレッド 16 個の例.

出す. それがループの 1 回目である. こうすると, 2048 個の値の和を, 1024 個の値の和に落とすことができる. ループの 2 回目は, さらに半分の 512 個のスレッドを使って, 自分の値と 512 個先の値を足して, 再び __syncthreads を呼び出す. そうすると, 1024 個の値の和が 512 個の和になる. このように, 和を計算する要素の数を半分ずつにしながら, 最終的に 1 つの値になるまで繰り返す[*4]. このように並列に計算することで, ループの回数をわずか $O(\log_2 2048) = 11$ 回に抑える.

最後に, 2048 スレッドのうちの代表が, 計算結果をデバイスメモリに書き込む. ここでは代表をスレッド 0 とした.

リスト 15.21 random_gpu_reduction.cu:calculateSynapticInputs_b

```
162    if ( i < N && j == 0 ) {
163      n -> ge [ i ] = exp ( - DT / TAU_E ) * n -> ge [ i ] + s_re [ 0 ];
164      n -> gi [ i ] = exp ( - DT / TAU_I ) * n -> gi [ i ] + s_ri [ 0 ];
165    }
```

コードは以上である. このプログラムの速度はどうだろう. a のカーネルをコメントアウトし, かわりに b のカーネルを有効にして実行してみる.

---

*4 ワープダイバージェンスとメモリバンクコンフリクトを考えて左側に寄せていく.

```
DGX-Station:~/snsbook/code/part3/random$ make random_gpu_reduction
nvcc -O3 -I../misc/SFMT-src-1.5.1/ -D SFMT_MEXP=19937 -c
     random_gpu_reduction.cu
nvcc -O3 -I../misc/SFMT-src-1.5.1/ -D SFMT_MEXP=19937 -o
     random_gpu_reduction random_gpu_reduction.o SFMT.o timer.o -lm
DGX-Station:~/snsbook/code/part3/random$ ./random_gpu_reduction
Elapsed time = 0.220382 sec.
```

さらに 2 倍以上速くなった. なお, ニューロンあたりのシナプス数がより多くなる
と, a のカーネルとの差はさらに大きくなる.

このように, GPU はそのアーキテクチャを考えたうえで書き方を工夫する必要が
あるが, うまくいけばそれに見合った性能が得られるし, さらなる工夫の仕方もあり
うる. GPU に関しては多くの資料がネット上にあるので, それらを参考にするとよ
い*5. 実際このリダクションの内容は, NVIDIA の Optimizing Parallel Reduction
in CUDA[47] をほぼそのまま本書の問題に適用したものであり, この文書にはさらな
る高速化の手法が紹介されている.

---

*5 たとえば, NVIDIA Programming Guide は非常に優れた資料である.
https://docs.nvidia.com/cuda/pdf/CUDA_C_Programming_Guide.pdf (最終アクセス 2021 年 11
月 12 日)

第 **16** 章

その他の並列計算の方法や高速化手法

本書では，OpenMP, MPI, GPU を用いた神経細胞やシナプスに関する並列計算の
やり方について，基礎的な内容を紹介した．このほかにも並列計算のやり方や高速化
手法は様々あるが，本書では基礎にとどめ，複雑なケースについては省略している．
ここでは，ここまでで紹介できなかったより進んだ並列計算の内容について簡単に紹
介し，関係する参考文献を紹介するので，ここまでで独自に学んでいくときにぜひ役
立ててほしい．とくに，文献 [133] は基礎を網羅しつつ非常に明快に解説している良
書である．

16.1 SIMD

SIMD (Single Instruction Multiple Data) という並列化手法がある．これはたと
えば 512 bit の特殊なレジスタに double (64 bit) なら 8 変数，float (32 bit) なら 16
変数を格納し，すべての変数に同じ単一の操作を同時に加えるというものである．
LIF モデルなら 16 ニューロン分の膜電位の減衰を 1 回の演算で済ませることができ
る．このような手法は**ベクトル演算**の一種である．SIMD は 1960 年代に開発された
ILLIAC IV[103] で 64 bit のベクトル長の SIMD ユニットが搭載されて以来，そのベ
クトルの長さは徐々に伸び，2020 年代の CPU では 512 bit に至っている．「富岳」の
CPU である A64FX には **SVE** (Scalable Vector Extension) という SIMD の仕組み
があり，512 bit 長の特殊なレジスタが用意されている．SVE の仕様では 2048 bit ま
での拡張可能で，拡張した SIMD ユニットを持つ CPU が今後登場するかもしれな
い．Intel の最近の CPU にも **AVX** (Advanced Vector Extension) という名称で同
様の仕組みがあり，CPU の種類に応じて 256 bit または 512 bit 長のレジスタが用意
されている．

本書の例題のプログラムではあえて SIMD の利用をしていないため，本来可能な
ベクトル計算は実行されておらず，ベクトル長分の 1（8 分の 1）まで性能は落ちて
いる．理想的には SIMD を使用すべきであるが，実際には計算環境によって利用方
法がかなり異なり，初学者向けには合わないと考え，今回はあえて採用していない．

　SIMD によるニューロンの並列計算の仕方は色々ありうるが，主に行われるのは，ベクトルの各要素に，複数の神経細胞やシナプスの状態変数を割り当てて，並列に計算する方式である．通常，SIMD ユニットが CPU に搭載されていて，MPI による CPU の並列，OpenMP による CPU コア並列とともに，SIMD 並列を同時に使えるので，ハイブリット並列と組み合わせれば，併せて 3 階層の並列になる．たとえば，8 コアの CPU を OpenMP スレッド並列，2 つの CPU を MPI プロセス並列，各 CPU コアが 512 bit のベクトル長の SIMD 演算器を 2 つで SIMD 並列を単精度で行うと，$8 \times 2 \times 2 \times 16$ の要素を同時に計算することになる．

　SIMD を利用する方法は，前述のとおり，計算機によってやり方がまったく異なり，また，同じ計算環境でもやり方が色々ある．SIMD を実行する手段は主に 4 つあり，アセンブリという機械語を使う方法，組み込み関数という特別な関数を利用する方法，コンパイラによる自動並列化を行う方法，OpenMP の SIMD の記述法を用いる方法がある．これらはどれも一長一短があり，どれがよいかは，計算環境や対象のプログラムによって異なる．OpenMP の SIMD 記述法以外は，基本的に計算環境に依存した方法しかない．それぞれの計算環境にあわせて，プログラムコードを用意し，指定形式での実行が必要になる．以下で，それぞれの特徴について簡単に説明しよう．

　自動並列化は，作業的には計算環境にあったコンパイルオプションを選んでコンパイルして実行する，一番簡単な方法である．欠点は，プログラム中で SIMD を利用できる箇所をコンパイラが認識できないケースがたびたび起こるため，SIMD の利用率が低くなるということである．この認識の度合いは，プログラムの複雑さやコンパイラによっても異なる．とにかく，簡単に試せる方法なので，始めに試してみる価値はあるだろう．

　アセンブリや組み込み関数は，SIMD 計算をする箇所をすべて自分で指定する方法である．これはプログラミングに手間暇がかかるが，確実に SIMD 計算を実行できる方法である．しかし，CPU やプログラム言語によって記述方式が異なるため，個別のケースに対応する必要がある．

　OpenMP による SIMD のプログラミングは，2013 年にリリースされた OpenMP 4.0 から導入されていて，対応する計算環境では同じプログラムコードで実行できる方法である．2010 年代後半から，徐々に一般の計算環境でも利用可能になりつつある．OpenMP の指示行で使える手軽さと計算環境間でプログラムコードを共通化できる利点があるため，今後，SIMD のプラットフォームとして確立されていく可能性がある．

最後に，SIMD の名称に関連した，並列計算の分類について説明しておこう．この SIMD というよび方は，**フリンの分類**とよばれる並列処理アーキテクチャの分類のために提案されたものである[51]．他にも MIMD (Multiple Instruction Multiple Data), SISD, MISD などがある．実用的に使われるのはほぼ SIMD と MIMD だけなので，それだけを覚えていればよい．MIMD は，複数の命令を複数のデータに実行するアーキテクチャで，マルチコア CPU が相当する．一方，**SIMT** (Single Instruction Multiple Threads) という GPU での並列計算方式を指すよび方がある（第 15 章を参照）．GPU を用いた計算では複数のスレッドが単一の命令を同時に実行するので，このようによぶ．単一のプログラムで複数のデータを実行するということを指して，**SPMD** (Single Program Multiple Data) とよぶことがある．SPMD は，OpenMP（第 13 章）や MPI（第 14 章）で実行される形式である．OpenMP の各スレッドや，MPI の各プロセスは，皆同じプログラムを実行し，異なるデータをそれぞれ処理するということである．もちろん，MPMD (Multiple Program Multiple Data) という並列化もありえる．たとえば，大脳皮質のモデルのプログラムと小脳のモデルのプログラムを互いに通信させながら同時実行するようなケースである．

16.2　パイプライン処理

パイプライン処理とは，演算に関わる処理を分割して，バケツリレー形式，もしくは工場のライン処理のようにして，演算を行う処理形態のことである[51]．端的にいって，パイプライン処理を効率よく実行するには，計算のボトルネックとなる最も内側のループの回転数を十分確保して，ループの中の計算を可能なかぎり単純化することである．この 2 つは，パイプラインを処理で十分充填するために必要なことである．

たとえば，神経回路シミュレーションで考えた場合，シナプスコンダクタンスの計算で，ループの最も内側でシナプスの番号でループすることになったとしたときに，ループで回転するシナプスの個数を十分多くして，ループ内の if 文などをなるべく省くなど，処理を簡単にすることが必要になる．さらに進んだ手法として，手動でループを展開し，パイプラインの稼働率を上げる**ループアンローリング**とよばれる手法がある．

16.3　キャッシュ

2020 年代の計算機システムにおけるメモリの速度は計算速度に比べて相対的に遅く，今後もそのギャップが緩和される見込みは薄いどころか，悪化すると見られている．そのため，キャッシュによる効率化は今後も必要とされ続けるだろう．キャッシュを効率的に使うには，キャッシュの基本的な性質についての理解が必要になる[51]．簡単にそのエッセンスだけ説明する．やることは単純で，よく使うデータをキャッシュメモリ上に載せて，できるだけ何度も使うことである．たとえば，シナプスコンダクタンスの状態変数をキャッシュメモリに載せたまま，何度も演算器で使いまわしできれば，何倍も高速にメモリアクセスが可能である．しかし，言うは易しで，実際には単純にはいかない．キャッシュメモリ (KBytes–MBytes) のサイズは，メインメモリ (GBytes) に比べて 1/1000 以下であり，メインメモリとキャッシュメモリの間のデータのやりとりはハードウェアで自動化されている．通常の処理では，メインメモリから来たデータはキャッシュのサイズをすぐに超えるので，処理が終わると次々にメインメモリに戻されてしまう．たとえば，シナプスコンダクタンスのデータがメインメモリに 1 GBytes あったとしたら，すべてキャッシュメモリに持っていって順に計算する必要があるとしても，キャッシュメモリ容量に収まらないため，一度に持っていくことはできない．そのため，メインメモリから少しずつキャッシュに送って，計算が終わったら，その都度メインメモリに戻して，また次の分を少しずつ送ってということを行う必要がある．

キャッシュの効率的利用法として，一度キャッシュに持ってきたデータは，メインメモリに戻す前に何度も演算に使って，それによって遅いメインメモリアクセスを減らすというものがある．それをプログラムの処理の仕方によって間接的に制御するということであり，それほど単純なことではない．

キャッシュ効率化の代表的な手法として**キャッシュブロッキング**というものがある．キャッシュのサイズに合わせて，データ構造やループの仕方を調節する方法である．計算機システムのスペックや神経回路モデルのパラメータに依存して調節することになる．

16.4　通信

MPI の通信では，数 μs レベルの通信時間がかかり，演算（数 ns）やメモリアクセス処理（数百 ns）などの他の処理に比べて 10–1000 倍の長い時間がかかる．とはいえ，本書で紹介した例題のプログラムは，24 MPI プロセスのケースで，通信するプ

ロセスの規模が小さく，通信にかかる時間は，4000 個のシナプス結合の計算時間に
比べれば無視できるほど小さい．しかし，スパコンのような数万 MPI プロセスを利
用する場合，数万プロセス間の通信と同期でオーバーヘッドが大きくなり，通信時間
は大きくなるため，通信の効率化の必要性がでてくる．

　ここでは，神経回路シミュレーションにおける通信の回数を削減する手法について
紹介しよう．シナプスでは，細胞体で発火が発生してからシナプス伝達物質がシナプ
ス電流を発生するまでに 1 ms 程度以上の信号伝搬遅延時間が発生する．一方，HH
モデルでシミュレーションする場合，時間ステップは 0.01 ms と遅延時間の 1/100 し
かない．したがって，発火が起こったステップから 100 ステップ後にシナプス電流が
発生することになる．発火が起こったステップに通信をするとすれば，遅延している
99 ステップの間は通信する必要がない．このようにして，遅延時間中の MPI 通信頻
度を大幅に減らすことができる．これを神経回路全体に発展させた場合，ネットワー
クの最小信号伝搬遅延時間（約 1 ms）ごとに，発火情報の MPI 通信をまとめて行う
ことが可能である．この手法は，NEURON[17] や NEST[39] という有数の神経回路
シミュレータでも採用されていて，大規模神経回路シミュレーションではとくに有効
な手法である．さらに，MPI の通信と計算を同時に実行して，通信の待ち時間を減
らす方法がある．その実行には，MPI の非同期通信というものを使い，通信と計算
のタイミングを調節する必要があるが，この入門書で取り扱うには複雑すぎるため，
今回は省略している．

　これらの MPI に関する高速化は，2020 年代の計算神経科学においても研究対象で
あり，日々変化している．MPI の利用においては，スパコンで大規模神経回路シミュ
レーションをするケースが多いと思われるが，そのようなケースや人口自体がそもそ
も多くないので，様々な情報が不足しがちである．たとえ，インターネットや書籍で
情報が見つからなくても，現代の計算機では様々な資料や仕様書が用意されているの
で，最後はそれらを地道に調べるしかない．

　もしあなたが気の利いたコードを書ける人なら，HH モデルのコード（リスト 3.1）を見た段階で，「構造体にすればいいのに」と思ったに違いない．つまり，

```
double v, m, h, n;
```

と裸で変数を宣言するのではなく，

```
typedef struct {
  double v, m, h, n;
} hh_t;
```

とニューロンの構造体を定義すれば，変数宣言は

```
hh_t neuron;
```

とできて，状態変数をニューロンの構造体ごとに持たせることができるし，ニューロン数を増やすときには，単に

```
hh_t neuron [ N ];
```

と書くことができる．変数へのアクセス，たとえばニューロン i の膜電位 v は，neuron[i].v で扱うことができる．

　この実装方法には名前がついている．構造体の配列を定義するので **Array of Structure (AoS)** とよばれる．

　一方，1 つの構造体の中でニューロン数分の配列を用意する方法は，**Structure of Array (SoA)** とよばれる．具体的には

```
typedef struct {
  double v [ N ], m [ N ], h [ N ], n [ N ];
} hh_t;
```

と定義して，

```
hh_t neuron;
```

と宣言することになる．この場合は `neuron.v[i]` で膜電位の変数を扱うことができる．

さて，AoS も SoA も行う計算は同じである．コードの抽象化の観点からは AoS のほうが筋がよいように見える．一方，SoA は，GPU に代表されるアクセラレータを用いるときに，計算が高速になることが知られている．

実際に試してみよう．`code/column/soa/`の下で make すると，`aos`, `soa` が生成される．中身は 65656 個の独立した HH モデルの 1 s 間分のシミュレーションを GPU で計算するものである．

手元の GPU (NVIDIA Tesla V100) で実行すると，AoS は約 1 s で計算が完了するのに対し，SoA だと約 0.67 s で完了した．およそ 1.5 倍の高速化である．

なぜこういうことが起こるのか？ 秘密は AoS と SoA に起因するメモリ上の変数の配置にある．AoS では，N 個のそれぞれのニューロンに対して，v, m, h, n が順番に配置される（図 16.1(a)）．GPU で計算するときは，まず変数 v にアクセスするが，その際，計算は飛び飛びの番地に存在する v の値になされることになる．このため，メモリアクセスがメモリ空間の全域にわたるため効率が悪く，またキャッシュメモリに必要な情報をすべて格納することができない．このような飛び飛びの番地にアクセスするパターンを，**ストライドアクセス**とよぶ．一方 SoA では，各変数ごとに N 個のニューロンの値が順番に配置される（図 (b)）．この場合，各スレッドは連続した番地にアクセスすることになる．メモリアクセスが局所化されるため効率よくアクセスでき，またキャッシュメモリにもうまく格納することができる．

まとめると，シミュレーションに用いるハードウェアのことを考えて，データ構造を選択する必要がある．データ構造の変更は大工事なので，あらかじめ注意したいところである．NEURON シミュレータ[17] は元々 AoS で書かれていたため，GPU 化が遅れていた．2019 年になってようやく SoA 化が完了し，CoreNEURON という名前で公開されている[69]．一方，NEURON シミュレータ互換を目指す別のシミュレータ Arbor[1] は，最初から GPU の利用を見越して SoA で書かれている．

このように，高速実行には，データ構造などのプログラムの変更が必要になることがあるが，それ自体に時間がかかる．自分のプログラムで変更を行うときには，プログラムの開発時間と実行時間を天秤にかけて決定すべきである．たとえば，1 回の実行で 1 分かかる神経回路シミュレーションのプログラムを 100 回実行するとしたら，2 時間で実行できる．このプログラムを 10 倍高速化するのに 1 週間かけても，（勉強

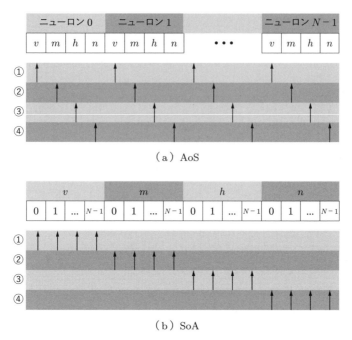

図 16.1　AoS と SoA のメモリアクセスパターンの違い．(a) AoS では，ニューロン 0
　　　　から $N-1$ まで，構造体のメンバ変数 v, m, h, n が順番にメモリ上に配置さ
　　　　れる．GPU のスレッドのアクセスを矢印で示す．①から④はアクセスする順
　　　　番を表す．(b) SoA の場合も同様．

としてやるのはいいのだが）あまり意味がない．遅いままのプログラムで 2 時間待つ
ほうが早く終わるのだから．一方，もしこのプログラムを高速化して，ロボットの制
御に利用するとしたら，1s 分のシミュレーションを計算時間 1s 以内に終わらせるこ
と，いわゆる実時間実行が必要となる．この場合は，実時間実行を実現することが必
須であるので，1 週間でも 1 か月でもかけることに意味がある．

Part IV

神経回路シミュレーションの最前線

第 I–III 部を通して，神経科学・計算科学の基礎事項を含めて，神経回路シミュレーションの基礎から応用までを幅広く紹介した．ここまで手を動かしてきた読者は，すでに実際にコードを書くことができ，この分野の研究を開始することができる状態になっている．一方，実際に始めるためには，この分野がこれまでどういう変遷をたどってきて，現在どういうプロジェクトが進められていて，将来どのように発展していくのかについて，分野の背景と展望を押さえておく必要がある．それを第 IV 部にまとめた．

第 17 章

神経回路シミュレーションのこれまでとこれから

神経回路シミュレーションは，これまでどのように進んできたのか，そして今後どこに向かうのか？

17.1 神経回路シミュレーションに関する世界の状況

17.1.1 Blue Brain Project (2005–)

著者らの知る限り，神経回路シミュレーション，とくに大規模シミュレーションの大きな流れの 1 つは，スイスにあるローザンヌ工科大学 (EPFL) の Henry Markram が始めた Blue Brain Project[*1][71] に端を発する．Blue Brain Project は，IBM が開発した Blue Gene スーパーコンピュータを駆使して[*2]，脳神経回路に関するこれまでの詳細な知見をすべて取り込んだデジタルの「脳」を構築し，さらにそれを用いて脳の機能とその障害の理解を目指すものである．論文の概要には "from first principles"（第一原理から）と書かれていて，研究者の主観にとらわれず，実験事実のみに基づいて厳格に構築することが念頭に置かれている[71]．

Blue Brain Project の成果の代表例は，おそらく 2015 年に Cell 誌に掲載された "Reconstruction and Simulation of Neocortical Microcircuitry" という論文である[*3][72]．82 名 (!) の共著者からなるこの論文は，ラットの第 1 次体性感覚野の約 $0.3\,\mathrm{mm}^3$ に相当する機能単位 1 つを，55 種類の形態の違いと 207 種類の電気的特性の違いを考慮した 31000 個のマルチコンパートメントニューロンと，37000000 個のシナプスで精密に再現したものである．細胞の形態と電気的パラメータはすべて実際の実験データに基づいており，非常に精度の高い再現となっている．さらに，単に再現しただけでなく実際に数値シミュレーションも行って，ネットワーク全体の挙動

---

*1 https://www.epfl.ch/research/domains/bluebrain/ （最終アクセス 2021 年 11 月 12 日）
*2 IBM は製品名に "Blue" という接頭辞を付けるのが慣例になっており，Blue Brain Project もそれに倣ったものと思われる．
*3 オープンアクセスなので誰でも読める．

として，同期した活動から非同期の活動に急速に遷移する模様などを観測している．数値シミュレーションには NEURON シミュレータ[17] が，スパコンは IBM Blue Gene シリーズがそれぞれ用いられた．

Blue Brain Project の活発な活動を受けて，2013 年からは EU 全体の巨大プロジェクトとして，Human Brain Project がスタートした．

17.1.2 大脳皮質–視床モデルの大規模シミュレーション (2007)

カリフォルニア大学サンディエゴ校（当時）の Eugene Izhikevich は，自身が開発したイジケヴィッチモデル（3.3.1 項参照）を用いて，大規模な大脳皮質-視床モデルのシミュレーションを行った[63]．数コンパートメントからなる 22 種類のニューロンを大脳皮質の層構造に従って 100 万個配置し，STDP によるシナプス可塑性を加えて自発的なリズミックな活動を再現しており，近年の代表的な大規模シミュレーションの一角をなしている．論文の付録には「ヒト規模のシミュレーションも実施した」と 1 行だけ記されているが，その詳細は明らかにはなっていない．

17.1.3 ネコ規模大脳皮質–視床モデルのシミュレーション (2009)

IBM の Dharmendra S. Modha のグループは，自社のスパコン BlueGene/P を用いて，約 16 億個ニューロンと約 8.9 兆個のシナプスからなる大脳皮質-視床モデルの神経回路シミュレーションを実施し，脳波に相当する神経活動の再現に成功した[4]．規模としてはネコの大脳に相当する．世界最大のスパコンの国際会議 SC'09 で発表され，その年のゴードン・ベル賞を受賞した．論文タイトルもキャッチーなので，多くの耳目を集めた．またこの一連の研究が，後に現れるニューロモルフィックチップ（17.3.3 項参照）TrueNorth の開発へとつながっていく．

17.1.4 スパイキングニューロンによる大脳皮質の機能モデル (2012)

ウォータールー大学（カナダ）の Chris Eliasmith のグループは，実際の神経回路の忠実な再現よりもその機能に着目し，250 万個のスパイキングニューロンからなる大脳皮質の機能モデルを構築した[30]．このモデルは画像認識やワーキングメモリ課題，さらにはロボットアームの運動制御などを行うことができ，それらを組み合わせた複雑なタスクを遂行することができる．ここで用いられたフレームワーク Nengo は，後に現れるニューロモルフィックチップ Loihi のフロントエンドとしても採用されていく．

17.1.5 Human Brain Project (2013–)

EU の Human Brain Project[*4]は，Blue Brain Project のような脳のデジタル再構築のみをターゲットにするのではなく，より包括的に齧歯類からヒトの脳までを対象とし，脳の包括的な理解とその医療・工学応用を目指す一大神経科学研究プロジェクトである[3]．10 年間で約 10 億ユーロをかけて実施されている．Human Brain Project は開始当初からその目的や組織体制に対してプロジェクト内外から多くの批判が起こり，一時は存続も危ぶまれたが，徐々に組織改革を経て，現在はよりオープンなプロジェクトとなっている．

Human Brain Project では，プロジェクトで得られた知見をすべてデジタル化して公開することを念頭に置いており，そのためのアーカイブとして EBRAINS[*5]を運用している．EBRAINS には論文やデータだけでなく，モデルやシミュレータも多数収録されており，基本的に自由に再利用できる．Human Brain Project は 10 年間のプロジェクトなので 2023 年に終了するが，EBRAINS は独立してその後も運用され続けていくことになっている．

神経回路シミュレーションに関しては NEST シミュレータ[39]と NEURON シミュレータ[17]が中心的に用いられており，これらの開発も同時に進められている．NEST は後述するニューロモルフィックチップ SpiNNaker のフロントエンドとして利用され[116]，また NEURON シミュレータは GPU を含む各種アクセラレータへの対応が進むなど[69]，実験と応用をつなぐ役割を担っている．

17.1.6 BRAIN Initiative (2014–)

Human Brain Project の発足を受けて，アメリカでも国立衛生研究所 (National Iustitutes of Health, NIH) を中心として，Brain Research through Advancing Innovative Neurotechnologies (BRAIN) Initiative[*6]がスタートした[90]．BRAIN Initiative の中核組織の 1 つに Allen Institute for Brain Science があり，ここはとくに脳神経の配線データ（コネクトーム）創出の世界的拠点となっており，そのために膨大な計算資源が使われている．また神経回路シミュレーションにおいても，Blue Brain Project と同様に非常に精密な第 1 次視覚野第 4 層のモデルが構築されている[6]．第 1 次視覚野の第 4 層は眼球からの視覚刺激が外側膝状体を経由して脳に入力

---

*4　https://www.humanbrainproject.eu/en/（最終アクセス 2021 年 11 月 12 日）
*5　https://ebrains.eu（最終アクセス 2021 年 11 月 12 日）
*6　https://braininitiative.nih.gov（最終アクセス 2021 年 11 月 12 日）

する一番最初の層であり，このモデルはシミュレートされた視覚刺激に対して非常に
リアリスティックに応答することが示されている．

BRAIN Initiative でも同様にデータ公開を積極的に進めており，とくに齧歯類に
関しては，Allen Brain Atlas[*7]が包括的かつ圧倒的である．また，コネクトームデー
タの収集・公開については，BRAIN Initiative 以外でもアメリカ国内で大規模に進
められており，とくにヒトのデータについては Human Connectome Projects[*8]で収
集・公開されている．これらの実験データは，忠実にニューロンを配置・結合する
データ同化のシミュレーションなどに対して，今後より重要になってくると考えら
れる．

17.1.7　革新的技術による脳機能ネットワークの全容解明（革新脳）(2014–)

日本でも，2014 年から「革新脳」[*9]プロジェクトがスタートした[88]．「革新脳」が
ユニークな点は，モデル動物としてマーモセットをターゲットにしたことにある．
マーモセットは霊長類であり，高次脳機能を示す一方で，遺伝子改変が可能である．
この特長を生かして，高次脳機能のメカニズムを解明し，ひいてはヒトの精神・神経
疾患の克服，情報処理技術の高度化に貢献することを目指している．マーモセットの
コネクトームデータを創出しており，とくに高次脳機能の源と考えられる前頭前野
のコネクトーム解析に集中的にリソースが投下されている．一方で，神経回路シミュ
レーションはこのプロジェクト自体には含まれておらず，外部との連携が進められて
いる．

「革新脳」でも同様にポータルサイト[*10]を運用しており，マーモセットを中心とし
て遺伝子アトラスからトレーサーデータ，MRI まで様々なデータが入手可能である．
実験データの公開は，これまでは権利関係や技術的問題から非常に困難だったが，本
プロジェクトのように，科学プロジェクトのオープン化は現在急速に進んでいる．

17.2　神経回路シミュレーションに関する日本の状況

神経回路シミュレーションに話を戻すと，日本でもスパコンを用いた研究が活発に
進められてきた．

---

*7　https://portal.brain-map.org（最終アクセス 2021 年 11 月 12 日）
*8　https://www.humanconnectome.org（最終アクセス 2021 年 11 月 12 日）
*9　https://brainminds.jp（最終アクセス 2021 年 11 月 12 日）
*10　https://dataportal.brainminds.jp（最終アクセス 2021 年 11 月 12 日）

17.2.1 ISLiM (2006–2013)

Blue Brain Project のスタートと同時期に，日本ではペタスケールのスパコン（後の「京」コンピュータ）の利用を前提にした生命系シミュレーションのプロジェクト「次世代生命体統合シミュレーションソフトウェアの研究開発 (ISLiM)*11」が理化学研究所（理研）を中心に発足し，細胞や臓器のシミュレーションと並んで脳神経回路のシミュレーションも組み込まれた．プロジェクト期間中には「京」コンピュータが正式に稼働を開始（2012 年）し，プロジェクトに弾みをつけることとなった．

このプロジェクトの目玉の 1 つは，東京大学の神崎亮平研究室による「昆虫全脳シミュレーション」である[141]．この研究では神崎研が持つカイコガのニューロンの形態データと単一神経細胞のシミュレーションを発展させて，カイコガの全ニューロンをマルチコンパートメントモデルで記述し，ネットワークを構築してスパコンを用いてシミュレーションを行ったものである．その後カイコガの嗅覚-運動系シミュレーションへと発展し，2017 年からのポスト「京」萌芽的課題#4 へと至る．さらに，『昆虫の脳をつくる』という野心的な教科書も執筆・出版されており，形態データの取得からカイコガロボットの制御まで，垂直統合されたきわめて一貫性の高いストーリーで精力的に研究が進められている[135]．

もう 1 つの目玉は，2013 年にプレスリリースされた「京」全ノードを用いた小型サルスケール脳神経回路シミュレーションのベンチマークである[70]．17 億個のニューロンが 10 兆個のシナプスを解してランダムに結合した，規模でいうとヒト大脳皮質の 1% に相当する神経回路のシミュレーションを，「京」全ノードを用いて実施することに成功したものである．なお，脳のわずか 1s 間のシミュレーションに 40 分を費やした．この結果はベンチマークであり，これにより脳の情報処理機構に関する理解が進むというものではないが，今後ネットワークの規模を拡大しヒト全脳シミュレーションを実現するためのロードマップを策定するために非常に重要な役割を果たしたものである．

なお，このプロジェクトでは，GPU を用いた大脳基底核のスパイキングネットワークモデルの実時間シミュレーションも実施された[56]．ASIMO などのロボット研究から脳研究を行っていたホンダ・リサーチ・インスティチュート・ジャパンとの共同研究で，ロボットの行動選択を大脳基底核モデルで制御することを目指して行われている．

---

*11 Next-Generation Integrated Simulation of Living Matter, http://www.csrp.riken.jp （最終アクセス 2021 年 11 月 12 日）

このように，昆虫の脳，哺乳類の脳，ロボットのための脳など，スパコンを用いたさまざまなアプローチのシミュレーションが実行された.

17.2.2　HPCI 戦略プログラム 分野 1 予測する生命科学・医療および創薬基盤 (2011–2016)

ISLiM と並行して，HPCI 戦略プログラム[*12]が発足した. 神経回路シミュレーションの文脈では，予測医療に向けた階層統合シミュレーション，すなわち循環器系および筋骨格系・神経系の階層統合シミュレーションとして，パーキンソン病の症状再現に向けた神経系-筋骨格系の統合シミュレーションを行った. 具体的には，パーキンソン病における運動機能障害の病態予測と治療支援を目指し，神経細胞レベル，筋線維レベルからのヒト全身の神経-筋骨格系の階層統合シミュレータの開発を行った.

パーキンソン病は 50 代頃から発症が増える神経疾患で，世界で数百万人の患者数がいる. パーキンソン病では震え，運動の遅れ，運動の困難，姿勢保持の困難など，運動疾患が多く見られる. 疾患の原因は，黒質緻密部のドーパミン産生神経細胞の脱落による脳内のドーパミンの減少で，遺伝的要因，障害，細胞内酸化ストレスなどで起こる. このドーパミンの減少による運動症状の発生機構はよくわかっていない. そこで，プロジェクトでは，震えの発生の機構に焦点を当て，大規模な神経回路シミュレーションを行った. その結果，患者の大脳基底核で見られるベータ周波数帯（〜15 Hz）の異常な振動的神経活動の発生機構[101] や，視床，大脳皮質における震えの原因となるような振動的神経活動やその倍のアルファ周波数帯の振動的神経活動の発生機構を示唆した[131]. この脳のモデルと筋骨格モデルとを結合し京コンピュータで実行することで，パーキンソン病状態の脳活動による震えのシミュレーションの実施もしている. 身体と脳のマルチスケールシミュレーションによる神経疾患へのアプローチの可能性を示している.

17.2.3　小脳モデルのリアルタイムシミュレーション (2011)

前述の大脳基底核のリアルタイムシミュレーションの話を聞いた本書の著者の山﨑は，リアルタイムシミュレーションは小脳でこそやるべきだと考えた. 小脳が担っている運動制御・運動学習こそ，リアルタイムのセンシングとアクチュエーションを必

[*12] http://www.scls.riken.jp（最終アクセス 2021 年 11 月 12 日）

要とするからである．そこから山﨑は，同じく本書の著者である五十嵐と共同研究を開始し，10 万ニューロンからなる GPU 版の小脳モデルを開発した．リアルタイム性をアピールするために，瞬目反射条件づけ（6.3 節）を模擬したバッティングロボットのデモを行った．これは，ボールが飛んでくるタイミングを学習して，正しいタイミングでバットを振ってボールを打ち返す，というものである．2011 年に日本神経回路学会で最初の発表を行い，2013 年には共著で論文を出版した[122]．その後ネットワークの規模を順調に大きくし，GPU を 4 枚使った 100 万ニューロンリアルタイム[43]，理研のスパコン "Shoubu" を使った 10 億ニューロンリアルタイム[123]，最終的には「京」コンピュータでのヒトスケール 680 億ニューロン[120] を行った．

17.2.4 ポスト「京」萌芽的課題 #4 (2017–2020)

ISLiM の終了から数年間空いたが，「京」の後継機，当時はポスト「京」とよばれていた現在の「富岳」だが，それを用いた神経回路シミュレーションの課題「思考を実現する神経回路機構の解明と人工知能への応用」が 2017 年からスタートした．この課題では，沖縄科学技術大学院大学 (OIST) の銅谷賢治先生が率いる齧歯類全脳シミュレーション + 脳型人工知能の研究開発と，東京大学の神崎亮平先生が率いる昆虫脳シミュレーションが採択され，それぞれ独自に研究を進めた．

著者らは銅谷グループの齧歯類全脳シミュレーション*13に参加し，プロジェクトの推進に貢献した．すでにいくつもの成果が得られているが，論文になっているものとして，

- 高性能神経回路シミュレータ MONET の開発[57]
- 「京」コンピュータ全体を使ったヒトスケール小脳シミュレーション[120]

についてそれぞれ紹介しよう．またこの間，「京」コンピュータは 2019 年の夏に稼働を停止し，後継の「富岳」にその場所*14を明け渡すことになった．

高性能神経回路シミュレータ MONET の開発

MONET (Millefeuille-like Organization NEural neTwork simulator) は，本書の著者である五十嵐が開発している汎用神経回路シミュレータである．LIF モデルとコンダクタンスベースシナプスを使った神経回路シミュレーションを非常に高速かつス

---

*13 https://brain-hpc.jp/postk（最終アクセス 2021 年 11 月 12 日）
*14 文字どおり物理的な設置場所．

ケーラブルに実行できる.

MONET は,脳の神経回路の構造に関して以下の 2 つの性質を利用している.

1. 深さ方向に層構造をなしている.
2. 結合の約半分が近距離の結合で,残りの半分が遠距離の結合で構成されている.

性質 1 については,大脳皮質は 6 層構造(5.1 節),小脳も層構造をなしている(6.1 節).大脳基底核は複数の神経核で構成されているが(7.1 節),各神経核をそれぞれの層と見立てれば,層構造とみなせなくもない.性質 2 については,神経回路は脳全体でランダムなネットワークにはなっておらず,基本的に層内・神経核内で密に結合しており,層や核を跨ぐ際にいくらかの結合が存在するので,これは正しい.性質 1 より,MONET は層構造を持つネットワーク全体を層方向に垂直に,ケーキを切るようにタイル分割し,分割された各ネットワークのシミュレーションをスパコンの各計算ノードで実行する(図 17.1).性質 2 より,大半のスパイク伝播はノード内で完結するため,通信のコストが抑えられる.計算ノードをまたぐスパイク伝播はもちろん発生するが,伝播にかかる遅延を考慮することで,実際のノード間通信を隠蔽する.さらに,OpenMP によるスレッド並列を用いるなどして,非常に優れた絶対性能とスケーリング性能を示すことに成功している.最終的に,「京」コンピュータの 63504 ノードを用いて,約 60 億個のニューロンと約 25 兆個のシナプスからなる 6 層構造の $1073\,\mathrm{cm}^2$ の大脳皮質シートをシミュレートすることに成功した(図 17.2(a)).ここでは動物の安静状態をシミュレートしており,ニューロンの発火の同期現象が自然に現れる(図 (b)).

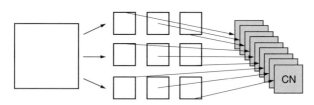

図 17.1 MONET によるタイル分割.大きなネットワークを上から見て(左),等しい大きさの小さなネットワークに 2 次元的に分割し(中央),各ネットワークを個々の計算ノードに割り当ててシミュレーションを実行する(右).CN は計算ノード (Computing Node) を表す.

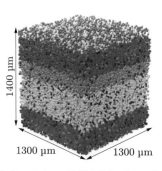
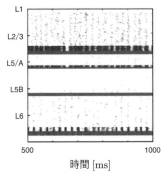

（a）1タイルで計算するネットワーク　　　（b）シミュレーション結果

図 17.2　MONET による大脳皮質のシミュレーション（→ 口絵参照）

ヒトスケール小脳シミュレーション

　MONET の優れた性能を示すための例として，電気通信大学（当時）の山浦洋は，「京」コンピュータを使って小脳の大規模シミュレーションに取り組んだ．

　6.1 節で紹介したとおり，小脳もまた複数の層に分かれており，都合がいいことに微小複合体の複製なので，同じタイルが整然と並んだシート状の構造になっている．実際にそのようにネットワークを構成して，タイル分割によって各微小複合体を「京」の各ノードに割り当てた（**図 17.3**）．1 つの微小複合体に約 80 万個の顆粒細胞を詰め込むことができ，最終的に「京」の全 82944 ノードを使って，約 680 億個のニューロンからなる小脳のシミュレーションに成功した．680 億ニューロンという数はヒトの小脳に含まれるニューロン数とほぼ同等なので，ヒトスケールの小脳シミュレーションが（ニューロン数だけでいえば）達成できたことになる．

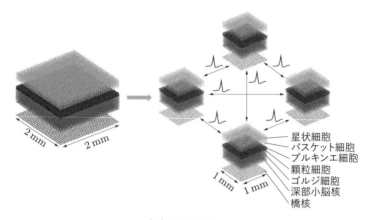

（a）領域分割

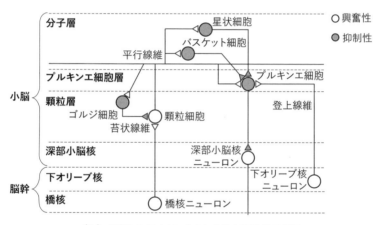

（b）分割したタイルに含まれる微小複合体の構造

図 17.3 MONET による小脳のシミュレーション．(a) この例では $2 \times 2\,\mathrm{mm}^2$ の
シートを $1 \times 1\,\mathrm{mm}^2$ のタイル 4 枚に分割している．(→ 口絵参照)

17.2.5 「富岳」成果創出加速プログラム (2020–)

ポスト「京」萌芽的課題の終了を受けて，2020 年度からは「富岳」成果創出加速プ
ログラム[*15]がスタートした．このプロジェクトでは，まず萌芽的課題の継続として
齧歯類全脳シミュレーションと MONET の開発を進めている．また，次世代シミュ
レータである NEST 3 の「富岳」への移植，チューニングと，Human Brain Project
で開発されている Neurorobotics Platform との連携も行っており，Human Brain

---

*15　https://brain-hpc.jp（最終アクセス 2021 年 11 月 12 日）

Project の Partnering Project でもある．本書執筆時点で進行形であり，様々なことが動いているが，OIST の Carlos Gutierrez と理研の Sun Zhe が中心となって齧歯類全脳シミュレーションを行っている．

齧歯類全脳シミュレーションでは，理研・OIST・電通大がそれぞれ個別に研究・開発を進めてきた大脳皮質・大脳基底核・小脳のモデルを結合し，全体で 1 つのネットワークとして機能させようとするものである．それぞれのモデルは解剖学・生理学的に比較的忠実に構築されており，全体のニューロン数は約 100 万個，NEST シミュレータ[39] 上に実装されている．2021 年現在では安静時の神経活動の再現と，簡単な強化学習課題に成功している[46]．現在スパコン「富岳」に NEST 3 シミュレータを移植中であり，それが完了すればこのマウス全脳モデルも「富岳」で動作し始めるはずである．そして，ゆくゆくは「富岳」の全ノードを利用して，ヒト規模の全脳モデルまでスケールアップさせていく計画である．

そして，本書の副題でもある「ヒト全脳モデル」であるが，五十嵐と山﨑は「富岳」全ノードを占有し，MONET シミュレータの性能を最大限引き出すことで，960 億ニューロンと 57 兆シナプスからなる文字通りヒト規模の大脳小脳モデルのシミュレーションに，ついに成功した[55]．言うまでもなく，2021 年時点で世界最大規模の神経回路シミュレーションである．しかも，生物学的 1 s 間のシミュレーションをわずか 15 s で完了できる．現時点では単にその規模のシミュレーションを実際に実行できたというベンチマークであるが，今後このモデルを用いて，ヒトの脳が示す様々な神経活動の再現や予測を行っていく．

17.3　今後の展望

さて，神経回路シミュレーションの近況を簡単に振り返ってみたところで，今後はどうなっていくだろうか？　それを考えてみたい[*16]．

最初に考えるべきなのは，スパコンの性能は今後も上がり続けるかどうか？　ということである．もしムーアの法則が今後も順調に続き，それにともなってスパコンの性能も向上し続けるのであれば，さらなる大規模シミュレーションが可能になるだろうし，逆にどこかで頭打ちになるのであれば，それ相応の対応が迫られることになる．それぞれのシナリオで考えてみよう．

---

*16　ここに書き記すのは 2021 年現在の著者らの私見であり，将来を何ら保証するものではない．いわゆる「個人の感想です」であることをあらかじめ断っておく．

17.3.1　性能が向上し続ける場合

　2020–2030 年の 10 年を想定する．2010 年代半ばに最先端の半導体のプロセスルールが 10 nm 前後に到達して以降，プロセスルールの縮小がより一層困難になってきていて，性能向上の速度は減速している．実際，2002 年の地球シミュレータは 40 TFLOPS，2011 年の京は 11 PetaFLOPS で 275 倍程度向上しているが，2021 年の富岳は 488 PetaFLOPS で京から 40 倍程度の性能向上にとどまっている．今後，このペースで性能向上が続くとした場合，2030 年には 20–40 倍の性能向上が見込まれ，スパコンの性能は 10–20 ExaFLOPS 程度に達する可能性がある．

　このシナリオにおける 1 つの方向性としては大規模化があり，シングルコンパートメントのニューロンモデルによるヒトスケールの全脳シミュレーションは 1 つのマイルストーンになる．もう 1 つの方向性としては精緻化があり，ニューロンモデルをマルチコンパートメントにして，よりリアルなニューロンに置き換えることが可能になる．いずれも必要な方向性であるため，計算機の性能が向上し続ける限りは数値シミュレーションによる神経回路の探求はこれからも続く．さらに，大規模化・精緻化の先には高速化があり，実時間でのシミュレーションがマイルストーンになる．そして，すべてのニューロンの活動を十分な時間空間解像度で再構成し，様々な現象の再現と予測を行うことが可能になる．

　また，シミュレーションの世界では，何もヒト全脳をターゲットにする必要はなく，ヒトよりも多くのニューロン・シナプスを導入することすら可能である．脳は膨大な数のニューロンが結合することで複雑な機能が生まれるのだと考えられているため，ヒトよりたくさんのニューロンを導入すればヒトを超える機能が生まれるのかどうかは，非常に興味深い[17]．とくに，いわゆる「汎用人工知能」や，「強い AI」は果たしてできるのだろうか？できるかもしれないしできないかもしれないが，こういうときは Alan Kay の言葉にいつも勇気づけられる．

"The best way to predict the future is to invent it" — Alan Kay[18]

「未来を予測する最善の方法はそれを発明することである」とでも訳せばよいだろうか．いわんとすることは明らかだろう．

---

[17]　もっとも，世界で一番多くのニューロンを持っている動物はヒトではなくアフリカゾウなので，ニューロン数だけをやみくもに増やしても難しいだろうということは容易に想像できる．

[18]　`http://ei.cs.vt.edu/~history/GASCH.KAY.HTML`（最終アクセス 2021 年 11 月 12 日）

17.3.2 性能が頭打ちになる場合

　性能が頭打ちになる理由としてありうるシナリオは 2 つある．12.1 節で説明したとおり，スパコンの性能はムーアの法則に従ってこれまで順調に向上してきた．しかし，これが今後いつまで持続するかについては議論があり，まもなく終焉を迎えるという見方がある．また，現代のスパコンは多数の計算ノードを並べることで性能を高めているが，今度は電力の問題が発生する．たとえば，「富岳」は最大で約 30 MW/h となることが見込まれている．その先はもはや専用の発電所が必要になるレベルである．

　そこで，計算機の汎用性を犠牲にして特定の計算に特化する代わりに，電力消費を大幅に削減する専用プロセッサの開発が今後より盛んになると考えられる．すでに，深層学習の分野では，主に推論を低消費電力で行う専用プロセッサの開発がいままさにルネッサンスを迎えているし，神経回路シミュレーションでも同様の試みが急速に発展してきている[79,86]．これについて最後に紹介しよう．

17.3.3 ニューロモルフィック計算

　現在の CPU は，クロックが数 GHz というとんでもないスピードで動いているが，ニューロンはせいぜい 1000 spikes/s でしかスパイクを発射できないので，オーダーでいうと 10^6 違う．CPU はクロックごとにコンデンサの充放電で主に電力を消費するため，おおむねクロック数に比例して電力が決定される．一方，ニューロンの場合も，発火時にイオン電流が流れて電力を消費する．そのため，ニューロンの 10^6 以上も低い動作速度は，低消費電力の要素の 1 つとなっている．さらに，現在の計算機のアーキテクチャは，演算器とメモリが分離しバスを解してメモリを読み書きしているが，バス上のメモリ転送に多くの電力を消費する．一方，ニューロンの場合は，メモリに相当するのはシナプス結合の強度であり，それは演算器に相当するニューロンと一体となっている．なので，メモリというよりは大容量のレジスタであり，いわゆる外部メモリは存在していない．外部メモリアクセスに相当するのはニューロン間のスパイクの伝播であり，ここで転送されるデータはスパイクなのでわずか 1 bit である．もちろん膨大な数のスパイクを伝播させてしまってはメモリアクセスが増えてしまうが，発火頻度を低く抑えることで，結果的に消費電力も抑えることができる．

　このような思想で，実際にスパイキングネットワークを模倣する専用のデジタルプロセッサ，いわゆる**ニューロモルフィックチップ**が，官民を問わず激しい競争のもとに開発されている[22,34,35,80]．ヒトの脳が示すような高度な情報処理をヒトの

脳と同程度の消費電力で実現することを目指しており，LIF モデルと指数減衰シナプスによるスパイキングネットワークを構築することができる．いずれも省電力で様々な機械学習のアプリを実行することができるとうたっている．2014 年に IBM が TrueNorth を発表して，論文が Science に掲載されたので一気に注目を浴びた．現在は非常に大規模なシステムが組み上がっている[24]．2018 年には Intel が Loihi を発表し，TrueNorth にはなかったシナプス可塑性が搭載され，利用価値が非常に高まった．たとえば TrueNorth の論文では，深層畳み込みネットワークの推論部分を非常に省電力に計算する報告があるし，Loihi の論文では，MNIST の手書き文字認識や L1 ノルム最適化のデモが，同様にきわめて省電力に計算されている．Loihi の開発は順調に進んでおり，2021 年 10 月には 2 世代目にあたる Loihi 2 が発表された．EU の Human Brain Project ではマンチェスター大の SpiNNaker とハイデルブルグ大の BrainScaleS が 2 大看板となっているし*19，日本でもプロセッサ開発や FPGA による実装が進められている．

　ニューロモルフィックチップを実際に使うためには，当然だがすべてのアルゴリズムをスパイキングニューロンで実装する必要がある．このように，特定の計算アルゴリズムをスパイキングネットワークとして実装して実行することを，**ニューロモルフィック計算**という．ニューロモルフィック計算は神経科学ではなく工学であり，とくにニューロンを基本単位としたアプリケーション開発に近いと考えられる．ニューロモルフィックに実現可能な有用なアルゴリズムが開発されれば，その超省電力性能を生かすことができるため，電力が重要課題となる現代のエレクトロニクス分野ではキラーアプリとなることが期待される．GPU と深層学習のような幸せなマリアージュが起こるかもしれない*20．とくにニューロモルフィックチップの省電力性は，エッジコンピューティングに有益であると考えられる．

　その一方で，ニューロモルフィックチップを使って神経科学の研究を行おうとする試みも始まってきている[4,116]．「なぜニューロンは情報のキャリアにスパイクを使うのか？」というのは神経科学の根本的な問いである．伝統的には髄鞘化された軸索の上でスパイクを伝播させれば遠いところにいるニューロンまで信号を減衰させずに届けることができると考えられてきたが，ニューロモルフィック計算は，さらに消費電力性という観点で新たな解釈を与えてくれるかもしれない．

　なお，専用プロセッサを作って研究を大規模化・精緻化・高速化しようという試みはいまに始まったことではなく，天文学の分野では 1980 年代からすでに行われてい

---

*19　BrainScaleS を率いていた Karlheinz Meier は，2018 年 10 月 24 日に亡くなった．
*20　たとえば，スパイキングネットワークに意識をアップロードする[142] なんていうのは，最高にキラーな予感がする．

た[105,132]．実は，天文学分野の専用プロセッサ **GRAPE** は，ニューロモルフィックチップの開発にも影響を与えている．また，GRAPE で行われてきた天体の多体計算は，著者らの神経回路シミュレーションにも大きな影響を与えてきた．今後の計算神経科学の発展には，先人の知恵を借りたニューロモルフィックチップ開発や，分野間の様々な相互作用，相互連携が必要であろう．すごいとしかいいようがない．

17.4 「シミュレーション神経科学」の確立に向けて

　最終的な総括として，上記の取り組みを通して，実験神経科学，理論/計算神経科学に続く第3の神経科学として，シミュレーション神経科学が確立されると考えられる[32]．

　17.3 節で述べたように，脳の神経回路シミュレーションの発達はまだ続く．また，17.1, 17.2 節で概観したように，コネクトーム研究が盛んに進んでいて，脳のモデル構築における設計図の詳細化が進行している．さらに，脳の活動を大規模に計測可能な神経細胞数は指数関数的な増加をしており，脳の神経回路シミュレーションと答え合わせできる脳の規模が急速に拡大している．これらを総合的に結びつけ，先に進められるのがシミュレーション神経科学なのである．

　シミュレーション神経科学は，膨大な実験データと精緻な数理モデルを統合した脳神経回路の非常に精密なデジタルコピーをスパコン上に構築し，大規模シミュレーションによってそれ自身を観測対象とする神経科学となるだろう．脳のデジタルコピーは人為的に自由に操作可能であるため，脳の構造と機能に関する因果関係を解明するためのツールとして機能しうる．これを用いることで，ヒトが示す高次脳機能の神経機構の解明，様々な精神・神経疾患の機序解明と治療法の確立，汎用人工知能の開発など，様々な波及効果をもたらすことが期待される．

なぜ大規模な神経回路シミュレーションを行うのか

脳の膨大な数のニューロンのそれぞれの発火活動は，計測するのも，モデルで調べるのも大変である．気体の圧力を考えるときであれば，たとええば，気体分子ひとつひとつの動きを考えることなく，物質量，温度，体積の情報と理想気体の状態方程式から圧力を計算することができる．脳の場合も，個々のニューロンの活動電位まで扱わずに，省略することはできないのだろうか？

それは，なにを見たいのか，なにを目標とするかによる．たとえば，ある神経活動から脳血流量を知りたいとしよう．発火頻度と脳血流量の間にはsオーダーの時間スケールで相関関係があることが知られている．この場合，脳血流量を推定するには，個々のニューロンの活動電位の発生時刻まで知る意味はなく，集団の平均発火の頻度がわかれば十分である．

脳の情報表現を知りたい場合はどうか？ 第1次視覚野の場合，特定のニューロンが視野内の特定の傾きの線分の情報を発火頻度で表す．したがって，視覚情報については，個々のニューロンの発火頻度の変化を見る必要がある．

海馬の場合はどうか？ 海馬では，100 ms くらいの時間内で，スパイクを発射するニューロンの順番で，シーケンスの情報を表現していると考えられている．たとえば，3つのニューロン A, B, C が順番に発火したとき，ABC のシーケンスを表現すると考えられている[28]．この場合，発火の頻度を追うだけでは不十分で，個々のニューロンの発火のタイミングを扱う必要がある．

結局，脳の情報処理機構を調べるとき，何を見ればいいのだろうか？

これは，長年，世界の神経科学者が考えてきた問題で，まだはっきりした答えはでていない．スパイクが関係していることは恐らく間違いないが，どの神経細胞が，どのようにスパイクで情報を表現しているかは完全にはわかっていない．発火頻度，発火の順番，発火の振動に対する位相，発火の同期の強さなど，色々な可能性が提案されている．したがって，脳のモデルで情報処理機構を調べるときにも，発火のどのような特徴をモデルで模倣すべきなのかははっきりしておらず，長年議論され続けている．そこで，計算神経科学の研究者達は，単純な脳のモデルから複雑な脳のモデルまで，様々な抽象度の脳のモデルで並行して調べ，それらを比較するべきだと考えてい

る．実際に，平均場モデル*21，シングルコンパートメントモデル，マルチコンパート
メントモデルなど，様々な記述レベルのモデルが使われている．

　さて，様々な抽象度の脳のモデルで調べる必要があるということを確認したうえ
で，1つ考えてみたい究極の問いがある．もし，神経回路シミュレーションで人間の
思考を再現しようとしたら，モデルは何を模倣すべきだろうか？

　脳は階層的な情報処理システムであり，階層内と階層間の相互作用を通して情報処
理を実行している．イオンチャネルの応答が変わり，個々のニューロンの膜電位が変
化して，ニューロン集団が協調し，脳全体として最終的な処理が出る．この各階層で
発生する現象はそれぞれ情報処理を担っていると見られる．先の話題で挙げた様々な
記述レベルのモデルは，それぞれ，いずれかの階層と大まかに対応付けられる．一方
で，人間の思考を神経回路シミュレーションで再現しようとする場合，どこかの階層
の特徴だけを再現して，その他の階層の情報処理が欠落したら，階層間の相互作用は
起こらず，完全なシステムとして情報処理を再現することはできないだろう．

　そのため，この究極の目標を実現しようとするときは，膨大な数のニューロンや結
合すべてについて，情報処理に本質的であると考えられる特徴を全て保持して，階層
間の相互作用ができるような状態でモデル化する必要がある．これを実際に実現する
には，莫大な性能の計算機と脳計測データが必要で，その準備にまだ時間がかかる．
ただ，スパコンの性能や脳の計測技術の発達が急激に進んでいて，その速度から見積
もると，今後10–20年後に実現する可能性があると予測されている[136]．

　人間の思考をヒト規模の神経回路シミュレーションで再現するというのは，夢物語
のSFのような話だが，本当にできるなら，人類社会の医療，教育，産業，心理，哲
学など広範な分野で様々な可能性があり，ぜひ実現すべき課題である[32]．もう1つ
重要なのは，その実現は脳と意識の問題を解く手掛かりになるかもしれないというこ
とである．現代において，意識の発生機構や脳の情報処理への関与については，まだ
よくわかっていない．さまざまな仮説があって，ある仮説は脳の特有の物質が意識の
発生に関係しているとし，他の仮説では，物質の種類は関係なく，情報処理が起こる
ところではどこにでも意識が発生するとしている．また，意識は脳の情報処理に積極
的に関与するという仮説と，情報処理には関与しない副次的な現象で，影のようなも
のに過ぎないという仮説もある．

　この脳と意識の問題について，ヒト規模の神経回路シミュレーションによって人間
の思考の再現を試みることで，何らかの手掛かりが得られるかもしれない．もし，意

---

*21　ひとつひとつのニューロンを個別に考えるのではなく，いくつかのニューロンをまとめて集団として考
えるモデル化．スパイクも平均化されるので，発火頻度が直接出力される．時間方向に近似されることもある．

識は神経回路シミュレーションでは再現できず，また，意識が積極的に情報処理を担っているならば，神経回路シミュレーションだけでは脳の完全な情報処理を再現できないことになる[29]．その時には，何が足りないかをシミュレーションの結果から調べることで，意識の役割を理解し，意識のモデルを作るのに役立つかもしれない．一方，とくに意識に対してなにも手当てをせず，神経回路シミュレーションで完全に再現できたなら，意識は情報処理に関与しない影であるということになるだろう．

このように，我々自身を神経回路シミュレーションで再現することは，意識という深遠への道のりを進んでいくことでもあるのだ．ひとつひとつのニューロンの活動を再現していくことが，その長い道のりの歩みを進めていくことなのかと，そんな気がしてくるのである．

クロージング

あとがき

あとがきは山﨑が代表して書きます.

五十嵐さんと大規模シミュレーションの共同研究を始めて, 早10年が過ぎました[*1]. その過程で2018年の夏に森北出版 (当時) の丸山隆一さんから神経回路シミュレーションの教科書を出さないか, というお話をいただき, 張り切って全体の2/3を書いたのですが[*2]そこで力尽きてしまいました[*3]. それから季節はめぐり, コロナがやってきて大学には入れず自宅待機を余儀なくされたため, この機会に腰を据えて残りを書き切ってしまおうと思い立ち, 毎日コツコツと書き進めました[*4].

「スパイキングニューロンで全部やる」と丸山さんにいってはみたものの, まあ第I部, 第III部はこれまで書きためた文章がたくさんあったので別によかったけれど, 第II部はほとんどコードを書き下ろし, しかも普通にレートモデルでやれば簡単なのに, わざわざスパイクでやって地雷を踏む, という経験をたくさんしました[*5]. インプットはアウトプットに引きずられるといいますが, この本の執筆を通して非常に多くのことをあらためて勉強し直しました. 丸山さんには感謝することひとしきりです. また, 丸山さんのあとを引き受けて編集を担当してくださった, 森北出版の宮地亮介さんにも感謝します.

五十嵐さんとの共同研究を始めて以来, 世の中ではHuman Brain Projectがスタートし, スパコンの性能は年々順調に向上し, GPUを使って個人でも手軽に並列計算の恩恵を預かれるようになり, ニューロモルフィック計算のような新しい分野が立ち上がってきて, スパイキングネットワークに関する需要と期待が確実に増えてきているように感じます. ゴールドラッシュにおけるツルハシとして, 我々の知識と技術がお役に立てば幸いです.

[*1] 2009年から.
[*2] 当時2/3を書いたと思ったのは錯覚で, いまにして思えば半分くらいしか書けていない.
[*3] 国プロが忙しすぎたともいう.
[*4] 国プロが終わって暇になったともいう.
[*5] ただ, やっぱりレートとスパイクは違うことを強く認識できたのは収穫でした.

　この本の執筆は 2018 年の 10 月から始まりましたが，2018 年 12 月 18 日に，小脳研究の巨人であり，わが国の神経科学を文字どおり立ち上げた伊藤正男先生が亡くなられました．伊藤先生は生理学者でありながら，理論の研究に格段の理解を示してくださり，本当にお世話になりました．この本を伊藤先生にも読んでいただきたかった．ご冥福をお祈りします．

付録

A.1 高校生にもわかる数値シミュレーション

本書の想定読者には高校生を含むので，基本的な高校物理を題材にして，常微分方程式とその数値解法を説明する．本文が読める人はここを読む必要はない．

A.1.1 まずは：高校物理のおさらい

脳の活動は 1 つの物理的な現象なので，まずは簡単な物理のおさらいから始めよう．

問題 1

時刻 0 秒で原点 $(x = 0)$ に静止している車が，速度 $v = 1$ メートル/秒で右に移動を開始した（下図）．

$v = 1$ メートル/秒

0

車の位置のプロット．横軸が時間（秒），縦軸は原点からの距離（メートル）である．

問 a 移動を開始してから 1 秒後の位置 $x(1)$ を答えよ．

問 b 2 秒後，3 秒後，…，a 秒後の位置 $x(2), x(3), \ldots, x(a)$ を答えよ．

解答

問 a $x(1) = 1$ メートル

問 b $x(2) = 2$ メートル，$x(3) = 3$ メートル，$\ldots, x(a) = a$ メートル

問題 2

右に一定速度 v メートル/秒で走っている車があり，時刻 1 秒で原点から位置 $x(1)$ メートル，1 秒後の時刻 2 秒で位置 $x(2)$ メートルにいたとする．v を x で

表せ.

解答 $v = (x(2) - x(1))/1$ メートル/秒

―――――――― 問題 3 ――――――――

右に一定速度 v メートル/秒で走っている車があり, 時刻 t 秒で原点から位置 $x(t)$ メートル, Δt 秒後の時刻 $t + \Delta t$ 秒で位置 $x(t + \Delta t)$ メートルにいたとする. v を x で表せ.

解答 $v = (x(t + \Delta t) - x(t))/\Delta t$ メートル/秒

ここまではよいだろうか. では次に進もう.

A.1.2 例：等速度運動のシミュレーション

―――――――― 問題 4 ――――――――

問題 3 の設定のもとで, $x(t + \Delta t)$ を $x(t), v, \Delta t$ で表せ.

解答 $v = (x(t + \Delta t) - x(t))/\Delta t$ より, $x(t + \Delta t) = x(t) + v \times \Delta t$ （$\times$ は通常の掛け算の記号）.

この最後の式

$$x(t + \Delta t) = x(t) + v \times \Delta t \tag{A.1}$$

が重要で, 右辺第 1 項のいまの位置 $x(t)$ と, 右辺第 2 項に含まれるいまの速度 v がわかれば, Δt 後の位置 $x(t + \Delta t)$（左辺）が計算できるということ表している. 同様にして, そのさらに次の時刻での位置 $x(t + 2\Delta t)$ も,

$$x(t + 2\Delta t) = x(t + \Delta t) + v \times \Delta t \tag{A.2}$$

として計算できる. 要するに, 最初の位置 $x(0)$ と v が決まれば, その先の未来の位置はすべて順番に計算できる. このような問題を**初期値問題**とよぶ. またこの方法は, **オイラー法**（式 (2.2)）という名前がついている.

余談：もちろん v は定数である必要はなく, 一般に $v(t)$ として時間的に変化してもよい.

さて, これを実際にプログラムを組んで試してみよう. code/appendix/car.c というソースコードが準備されている. **エディタ**を起動して中身を確認してみよう. エ

ディタというのは，コードを見たり書いたり書き直したりするために使うアプリである．コードは以下のようになっている．

リスト A.1　car.c

```
1   #include<stdio.h>
2
3   int main ( void )
4   {
5     double t = 0;  // 時刻: 最初は0秒から
6     double x = 0;  // 位置: 最初は原点（0メートル）から
7     double v = 1.0;  // 速度: 1メートル/秒
8     double dt = 1.0;  // 時間の刻み幅: 1秒ずつ進める
9
10    while ( t < 10.0 ) {  // 10秒間繰り返し
11
12      printf ( "%f %f\n", t, x );  // いまの時刻と位置を表示
13
14      x = x + v * dt;  // 次の時刻の位置を計算
15      t = t + dt;  // 時間をdt秒進める
16    }
17  }
```

C 言語がわからなくても心配不要．難しいことはしていない．

- 1–4 行目：C 言語の規則に従って書く部分．
- 5–8 行目：変数の設定．時間 (t)，位置 (x)，速度 (v)，時間のステップ幅 (Δt) をそれぞれ変数 t, x, v, dt に保存することとし，初期値をセットしておく．時間は 0 秒から，位置は原点から 0 メートルから，速度は 1 メートル/秒，ステップ幅は 1 秒とした．
- 10–16 行目：実際の計算部分．
  - 10 行目：時間が 10 秒進むまで繰り返す．
  - 12 行目：いまの時刻と位置を画面に表示する．
  - 14 行目：式 (A.1) に従って次の時刻の位置を計算する．
  - 15 行目：時間を 1 秒進める．
  - 16 行目：10 行目に戻る．

中身を確認したら，エディタを終了して端末エミュレータに戻り，このコードをコンパイル[*1]して，実際に走らせてみよう．コンパイルの仕方は以下である．

```
node00:~/snsbook/code/appendix/ode$ gcc -O3 -std=gnu11 -Wall -o car car.c
```

*1　プログラムのテキストを計算機が解釈・実行できるようにするための操作．

gcc というのはコンパイラの名称，-std=gnu11 はどういう C 言語の仕様に従うか示すオプション，-O3 は最適化オプションで，これをつけると速く計算が終わるようになる．-Wall はコンパイル中に起こる警告をすべて表示するオプションで，ちゃんとしたプログラムなら警告は基本的に出ない．-o car はコンパイル結果である実行形式のファイル名，car.c がいまのプログラムのファイル名である．

何もメッセージが表示されなければ正常にコンパイルできた証である．実行してみよう．

```
node00:~/snsbook/code/appendix/ode$ ./car
0.000000 0.000000
1.000000 1.000000
2.000000 2.000000
3.000000 3.000000
4.000000 4.000000
5.000000 5.000000
6.000000 6.000000
7.000000 7.000000
8.000000 8.000000
9.000000 9.000000
node00:~/snsbook/code/appendix/ode$
```

./はおまじないだと思って無視しよう．このとおり，左側に時刻 t，右側に位置 $x(t)$ の値が計算され表示される．この場合単位はそれぞれ秒とメートルである．

このデータをグラフにして表示してみよう．以下のようにすると，

```
node00:~/snsbook/code/appendix/ode$ ./car > car.dat
```

数値データをファイル car.dat に出力してくれる．これを，

```
node00:~/snsbook/code/appendix/ode$ gnuplot
:
gnuplot> plot 'car.dat'
```

とすると，図 A.1 のようなグラフが表示される．1 秒ごとの車の位置が表示されていることがわかるだろう．ここまでできたらニューロンの計算も（一応は）できる．

A.1.3　例: 等加速度運動のシミュレーション

次は等加速度運動のシミュレーションを実行してみよう．今度は速度 $v(t)$ も時間の関数になる．加速度を定数 a メートル/秒とすると，同じ考え方で

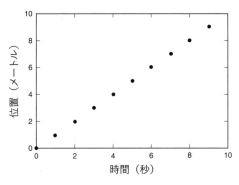

図 A.1 車の位置のプロット.黒い点が各時刻での車の位置を表している.

$$x(t + \Delta t) = x(t) + v(t) \times \Delta t$$
$$v(t + \Delta t) = v(t) + a \times \Delta t$$

(A.3)

という式を解けばよい.コードは code/appendix/ode/car2.c である.ただし初期値として $x(0) = 0$, $v(0) = 0$ とし,$a = 1.0$ メートル/秒^2 とした.

リスト A.2 car2.c

```c
 1  #include<stdio.h>
 2
 3  int main ( void )
 4  {
 5    double t = 0; // 時刻: 最初は0秒から
 6    double x = 0; // 位置: 最初は原点 (0メートル) から
 7    double v = 0; // 速度: 最初は停止 (0メートル/秒) から
 8    double a = 1.0; // 加速度: 1メートル/秒^2
 9    double dt = 1.0; // 時間の刻み幅: 1秒ずつ進める
10
11    while ( t < 10.0 ) { // 10秒間繰り返し
12
13      printf ( "%f %f\n", t, x ); // いまの時刻と位置を表示
14
15      x = x + v * dt; // 次の時刻の位置を計算
16      v = v + a * dt; // 次の時刻の速度を計算
17      t = t + dt; // 時間をdt秒進める
18    }
19  }
```

コンパイルして実行し,結果を表示してみよう(図 A.2).

```
node00:~/snsbook/code/appendix/ode$ gcc -O3 -std=gnu11 -Wall -o car2 car2.c
node00:~/snsbook/code/appendix/ode$ ./car2 > car2.dat
node00:~/snsbook/code/appendix/ode$ gnuplot plot 'car2.dat', 0.5*x**2
```

見てのとおり,数値解と解析解は一致していない.これはなぜか? 種明かしは付録

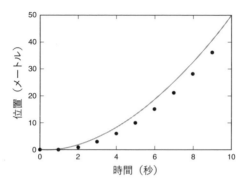

図 A.2　車の位置のプロット．黒点はシミュレーションの結果，グレーの線は解析解
$x(t) = (1/2)at^2$ をプロットしたもの．図の見方は図 A.1 と同じ．

の一番最後ですることにして，いまは Δt を小さくしてみよう．Δt をたとえば 0.01
秒（= 10 ミリ秒）にすると，解析解と一致する（**図 A.3**）．

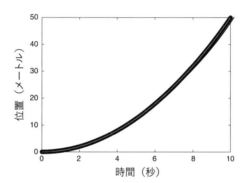

図 A.3　車の位置のプロット．表記は図 A.2 と同様．解析解（グレーの線）は黒点に
重なっている．

A.1.4　常微分方程式としての記述

ここで取り扱った差分の式

$$\frac{x(t + \Delta t) - x(t)}{\Delta t} \tag{A.4}$$

は，Δt を十分小さくとったときに $\dfrac{dx}{dt}$ と書く．これを x の（時間に関する）**微分**と
いう．この記号を使えば，最初の等速度運動の数式は

$$\frac{dx}{dt} = v \tag{A.5}$$

と書くことができるし，等加速度運動の数式は

$$\frac{dx}{dt} = v(t)$$
$$\frac{dv}{dt} = a \tag{A.6}$$

と書くことができる[*2]．これらは立派な常微分方程式であり，大学で学ぶ数学に
ちょっと背伸びしてみた感がある．

A.1.5 なぜ数値が合わないのか？

最後に，等加速度運動のシミュレーションで，なぜ Δt が大きいときはシミュレー
ション結果が解析解と合わなかったのかを考えよう．

本来の物理的な定義では，速度も加速度も，あるごく短い瞬間での値である．たと
えば式 (A.1) において速度を $\dfrac{x(t+\Delta t)-x(t)}{\Delta t} = v$ と計算されたが，これは近似で
ある．より厳密には，この場合の Δt の値は無限に小さいことが前提である．言い換
えると，

$$\lim_{\Delta t \to 0} \frac{x(t+\Delta t)-x(t)}{\Delta t} = v \tag{A.7}$$

でなければならない[*3]．

等速度運動のシミュレーションでは，$\Delta t = 1.0$ でもとくに問題はなかった．これ
は単に計算対象が非常に簡単だったからである．一方等加速度運動のシミュレーショ
ンでは，$\Delta t = 1.0$ では大きすぎ，近似精度が悪くなる．そこで $\Delta t = 0.01$ とすると，
より前提に近づくので，結果として解析解に近づくのである[*4]．

このような計算の誤差を見積もることは，数値計算・数値解析の分野では非常に重
要である．誤差に気がつかずにやっていると，とんでもない計算違いをしてしまう可
能性があるので，注意深く行う必要がある．

なお，ここで用いているオイラー法では，Δt の値を $1/n$ にすると，誤差も $1/n$ 倍
になることが知られている．

[*2] あるいは $x(t)$ の 2 階微分が a であるので，変数 $v(t)$ を導入することなく直接 $\dfrac{d^2x}{dt^2} = a$ という風に記
述する方法もある．

[*3] このあたりで大学で学ぶ微分積分が入ってくる．

[*4] ただし，あまりにも小さな値にしてしまうと，今度は**桁落ち**という現象が起こり，再び近似精度が悪くな
る．桁落ちというのは，値が非常に近い 2 つの数の引き算をすると，有効桁が大幅に落ちてしまうという現象
である．大学に入って数値計算を受講すると，最初に学ぶことである．

A.2 gnuplot の使い方

近頃は Jupyter Notebook で matplotlib を使うことが多いと思うが，昔ながらの gnuplot の簡単な使い方を説明しておく．実際，Linux の端末に向かっていてすぐ試したいときには gnuplot は便利である．

A.2.1 基本的な使い方

第 I 部の HH モデルのプログラム (hh.c) の実行結果を

```
node00:~/snsbook/code/part1/hh$ ./hh > hh.dat
```

として hh.dat に出力し，

```
node00:~/snsbook/code/part1/hh$ gnuplot

        G N U P L O T
        Version 4.6 patchlevel 7    last modified Apr 2015
        Build System: Darwin x86_64

        Copyright (C) 1986-1993, 1998, 2004, 2007-2015
        Thomas Williams, Colin Kelley and many others

        gnuplot home:      http://www.gnuplot.info
        faq, bugs, etc:    type "help FAQ"
        immediate help:    type "help"  (plot window: hit 'h')

Terminal type set to 'x11'
gnuplot> plot 'hh.dat' with lines
```

とすると，ウィンドウが開いて膜電位のプロットが表示される（図 A.4）．
データの形式は，数字列をスペースで区切ったものである．

リスト A.3 hh.dat

```
1  0.000000 -65.000000 0.052932 0.596121 0.317677
2  0.010000 -64.910298 0.052944 0.596119 0.317678
3  0.020000 -64.821188 0.052972 0.596113 0.317682
4  0.030000 -64.732651 0.053034 0.596104 0.317688
5  0.040000 -64.644670 0.053111 0.596091 0.317697
   :
```

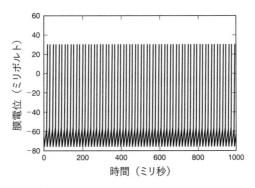

図 A.4　膜電位の表示

第 1 列が時間，第 2 列が膜電位，第 3–5 列がイオンチャネルのゲート変数 (m, h, n) の値である．

　次に，第 I 部の 2 ニューロンのネットワークのデータは，

リスト A.4　`network.dat`

```
1  0.000000 -65.000000 -75.000000
2  1.000000 -64.400000 -73.900000
3  2.000000 -63.830000 -72.855000
4  3.000000 -63.288500 -71.862250
5  4.000000 -62.774075 -70.919138
   :
```

となっている．第 1 列が時間，第 2 列がニューロン 1 の膜電位，第 3 列がニューロン 2 の膜電位である．このように空白で区切って，いくらでもデータを列挙できる．デフォルトでは第 1–2 列が x–y 軸に表示される．plot のオプションで using a:b をつけると，第 a–b 列が x–y 軸として表示される．複数のデータをカンマで区切って列挙すると，それらを同時に表示できる（**図 A.5**）．

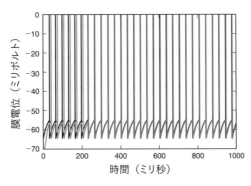

図 A.5　2 つのニューロンの膜電位の表示

```
gnuplot> plot 'network.dat' using 1:2 with lines, 'network.dat' using 1:3
    with lines
```

上記の例では with line オプションをつけたので線で表示されたが，with dots
オプションをつけると点での表示となる．たとえば，同じく第 I 部のランダムネット
ワークのラスタープロットを表示してみる（図 A.6）.

```
node00:~/snsbook/code/part1/random$ gnuplot

      G N U P L O T
      Version 4.6 patchlevel 7    last modified Apr 2015
      Build System: Darwin x86_64

      Copyright (C) 1986-1993, 1998, 2004, 2007-2015
      Thomas Williams, Colin Kelley and many others

      gnuplot home:      http://www.gnuplot.info
      faq, bugs, etc:    type "help FAQ"
      immediate help:    type "help"  (plot window: hit 'h')

Terminal type set to 'x11'
gnuplot> plot 'spike.dat' with dots
```

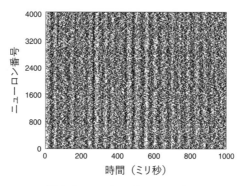

図 A.6　ラスタープロットの表示

なお，with lines は w l に，with dots は w d と省略できる．なお，デフォル
トは with points（省略形は w p）で，シンボルで表示される.
　データの一部を表示するときは，plot に続けて [a:b] という記法を使う．たとえ
ば，上記ラスタープロットで 100–200 ミリ秒間のニューロン 500–600 のスパイクだ
けを表示する場合は,

```
gnuplot> plot [100:200][500:600] 'spike.dat'
```

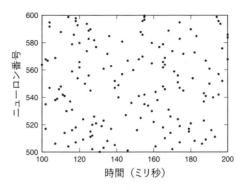

図 A.7　ラスタープロットの一部表示

とする（**図 A.7**）.

　ところで，第 II 部で紹介した学習のシミュレーションのように，何試行も繰り返してシミュレーションを行う場合は，試行ごとに出力ファイルを変えるのが一般的である．たとえば，小脳のシミュレーション（6.1 節）ではそのようにファイルを生成している．一方，1 つのファイルに複数試行のデータをまとめることも可能であり，試行ごとに改行 2 つ (\n\n) で区切る．大脳基底核のシミュレーション（7.1 節）はその例であり，エージェントの位置のデータ 100 試行分が 1 つのファイル pos.dat に出力されている．データの表示には index という記法を使い，n 番目の試行 $(n \geq 0)$ のデータは，index n として表示できる．たとえば，0 番目の試行の場合は以下のようになる（using 2:3 は x–y 軸の値の表示）.

```
gnuplot> plot 'pos.dat' index 0 using 2:3 with lines
```

A.2.2　見た目の変え方

　線の太さを変えるときは，with lines に続けて linewidth n（n は整数）とすると，太さが n 倍になる．線の色を変えるときは linecolor，線の種類（実線や破線）は linetype である．

　シンボルを変えるときは，with points に続けて pointtype n（n は整数）とすると，様々な記号に変更できる．大きさは pointsize で変えられる．

　軸にラベルをつけるときは，set xlabel 'x 軸のラベル' や set xlabel 'y 軸のラベル' でつけることができる．

　線にラベルをつけるときは，plot する際に title 'Label' をつければよい.

A.2.3 ファイル出力

set terminal コマンドで，ファイル出力ができる．おすすめは EPS (Encapsulated Postscript) で出力し，それを PNG 等のフォーマットに変換することである．

```
gnuplot> set terminal postscript eps color 24
Terminal type set to 'postscript'
Options are 'eps noenhanced defaultplex \
    leveldefault color colortext \
    dashed dashlength 1.0 linewidth 1.0 butt noclip \
    nobackground \
    palfuncparam 2000,0.003 \
    "Helvetica" 24  fontscale 1.0 '
gnuplot> set output 'foo.eps'
gnuplot> plot 'spike.dat' with dots
gnuplot> set terminal x11
```

最初の set terminal はカラーの EPS で出力する，フォントサイズは 24 pt である，という指定である．次の set output はファイル名の指定である．続けて plot すると，結果が画面に表示されるのではなくファイルに出力される．最後の行は，出力先をもう一度画面 (X Window System) に戻す．

EPS ファイルはテキストファイルなので自由に編集できる反面，データ点数が多いとファイルサイズが大きくなりすぎる．そこで，ImageMagick の convert コマンドで別のフォーマットに変換する．

```
node00:~/snsbook/code/part1/random$ convert -density 300 -transparent white
    foo.eps foo.png
```

とすると，解像度 300 dpi，画像の白部分を透過にした PNG ファイルを生成される．

A.2.4 CSV からの変換

CSV (Comma Separated Variables) フォーマットは，空白ではなくカンマ (,) で区切るフォーマットである．gnuplot は CSV は読み込まないため，空白区切りに一度変換する必要がある．エディタを使って置換してもよいし，sed を使ってコマンドラインで変換する方法もある[*5]

[*5] いまどき sed はさすがにオールドタイプな気がするが，コマンドラインから離れなくて済むし，こういう伝統芸能の火を絶やしてはいけないようにも思う．

リスト A.5　`data.csv`

```
1  a,l,x
2  b,m,y
3  c,n,z
```

というデータに対して，

```
node00:~/snsbook/appendix/ode$ sed 's/,/ /g' data.csv
a l x
b m y
c n z
```

と実行すると，すべてのカンマがスペースに変換される．

A.3　ソースコードのファイル構成

　ソースコードは基本的に C11[66] で書かれており，ファイル構成は以下のとおりである．各ディレクトリには Makefile と実行に必要なファイルが用意されている．part1, part2, part3, column 以下にはそれぞれ

```
misc/SFMT-src-1.5.1 : Mersenne Twister*6
misc/timer.c : 時間計測
```

が置かれている．

```
part1/ : 第I部のソースコード
part1/hh/ : ホジキン・ハクスレー型モデル
part1/hh/hh.c : ホジキン・ハクスレーモデル
part1/hh/sfa.c : 発火頻度適応のモデル
part1/hh/ia.c : Type I ニューロンのモデル
part1/lif/ : 積分発火型モデル
part1/lif/lif.c : 1個のモデル
part1/lif/lif_alt.c : 1個のモデルで別のバージョン
part1/lif/lif_refr.c : 不応期を考慮した1個のモデル
part1/lif/lif2.c : 2個のモデル
part1/lif/network.c : 2個のモデルをつないだネットワーク
part1/lif/network_delay.c : 不応期とシナプス遅延を考慮したネットワーク
part1/random/ : ランダムネットワーク
part1/random/random.c : ランダムネットワークのモデル
part1/multi/ : マルチコンパートメントモデル
part1/multi/traub.c : 海馬CA3モデル
part1/numeric/exp.c : 常微分方程式の解法
part2/ : 第II部のソースコード
```

*6 http://www.math.sci.hiroshima-u.ac.jp/m-mat/MT/SFMT/index-jp.html（最終アクセス 2021 年 11 月 12 日）

```
part2/od/ ： 眼優位性マップ
part2/ec/ ： 瞬目反射条件づけ
part2/bg/ ： 迷路課題
part2/hopfield/ ： 連想記憶
part2/cpg/ ： 松岡振動子
part2/biped/ ： 二足歩行
part2/som/ ： 自己組織化マップ
part2/sudoku/ ： ナンプレ
part3/ ： 第III部のソースコード
part3/random/hostfile ： MPI 版で用いたホストファイル
part3/random/random.c ： オリジナルのランダムネットワークのコード
part3/random/random_ell.c ： 結合行列をELL に変更したコード
part3/random/random_omp.c ： OpenMP による並列化
part3/random/random_mpi.c ： MPIによる並列化
part3/random/random_hyb.c ： ハイブリッド並列化
part3/random/random_gpu.cu ： GPUによる並列化
part3/random/random_gpu_reduction.cu ： GPU によるシナプスの計算も含めた並列化
column/ ： コラムのソースコード
column/make/ ： Makefile の書き方
column/rng/ ： 疑似乱数
column/soa/ ： SoA vs AoS
appendix/ ： 付録のソースコード
appendix/ode/ ： 高校生にもわかる数値シミュレーション
appendix/ode/car.c ： 等速度運動のシミュレーション
appendix/ode/car2.c ： 等加速度運動のシミュレーション
```

参考文献

[1] Akar, N. A., Cumming, B., Karakasis, V., Kusters, A., Klijn, W., Peyser, A., and Yates, S. (2019). Arbor – A morphologically-detailed neural network simulation library for contemporary high-performance computing architectures. *27th Euromicro International Conference on Parallel, Distributed and Network-Based Processing (PDP)*, 274–282.

[2] Albus, J. S. (1971). A theory of cerebellar function. *Mathematical Bioscience*, 10(1–2):25–61.

[3] Amunts, K., Ebell, C., Muller, J., Telefont, M., Knoll, A., and Lippert, T. (2016). The human brain project: Creating a european research infrastructure to decode the human brain. *Neuron*, 92(3):574–581.

[4] Ananthanarayanan, R., Esser, S. K., Simon, H. D., and Modha, D. S. (2009). The cat is out of the bag: Cortical simulations with 10^9 neurons, 10^{13} synapses. *Proceedings of the Conference on High Performance Computing Networking, Storage and Analysis*, 1–12.

[5] Anwar, H., Roome, C. J., Nedelescu, H., Chen, W., Kuhn, B., and De Schutter, E. (2014). Dendritic diameters affect the spatial variability of intracellular calcium dynamics in computer models. *Frontiers in Cellular Neuroscience*, 8:168.

[6] Arkhipov, A., Nathan Gouwens, W. N., Billeh, Y. N., Gratiy, S, Iyer, R., Wei, Z., Xu, Z., Asl, R. A-., Berg, J., Buice, M., Cain, N., da Costa, N., de Vries, S., Denman, D., Durand, S., Feng, D, Jarsky, T., Lecoq, J., Lee, B., Li, Lu, Mihalas, Ocker, G. K., Olsen, S. R., Reid R. C., Llavina, G., S. Sorensen, S. A., Wang, Q., Waters, J., Scanziani, M., and Koch, C. (2018). Visual physiology of the layer 4 cortical circuit *in silico*. *PLOS Computational Biology*, 14(11):1–47. https://www.researchgate.net/publication/346913885（最終アクセス 2021 年 11 月 12 日）

[7] Ascoli, G. A. (2006). Mobilizing the base of neuroscience data: The case of neuronal morphologies. *Nature Reviews Neuroscience*, 7(4):318–324.

[8] Azevedo, F. A. C., Carvalho, L. R. B., Grinberg, L. T., Farfel, J. M., Ferretti, R. E. L., Leite, R. E. P., Filho, W. J., Lent, R., and Houzel, S. H-. (2009). Equal numbers of neuronal and nonneuronal cells make the human brain an isometrically scaled-up primate brain. *Journal of Comparative Neurology*, 513(5):532–541.

[9] Bliss, T. V., and Lomo, T. (1973). Long-lasting potentiation of synaptic transmission in the dentate area of the anaesthetized rabbit following stimulation of the

perforant path. *The Journal of Physiology*, 232(2):331–356.

[10] Bliss, T. V. P., and Collingridge, G. L. (1993). A synaptic model of memory: long-term potentiation in the hippocampus. *Nature*, 361(6407):31–39.

[11] Bosman C. A., and Aboitiz, F. (2015) Functional constraints in the evolution of brain circuits. *Frontiers in Neuroscience*, 9:303.

[12] Branco, T., Clark, B. A., and Häusser, M. (2010). Dendritic discrimination of temporal input sequences in cortical neurons. *Science*, 329(5999):1671–1675.

[13] Brette, R., Rudolph, M., Carnevale, T., Hines, M., Beeman, D., Bower, J. M., Diesmann, M., Morrison, A., Goodman, P. H., Harris Jr., F. C., Zirpe, M., Natschläger, T., Pecevski, D., Ermentrout, D., Djurfeldt, M., Lansner, A., Rochel, O., Vieville, T., Muller, E., Davison, A. P., El Boustani, S., and Destexhe, A. (2007). Simulation of networks of spiking neurons: A review of tools and strategies. *Journal of Computational Neuroscience*, 23(3):349–398.

[14] Brian Simulator (2017). Example: Cuba.
`http://brian2.readthedocs.io/en/stable/examples/CUBA.html` (最終アクセス 2021 年 11 月 12 日).

[15] Broadman, K. (1909) *Vergleichende Lokalisationslehre der Großhirnrinde in ihren Prinzipen dargestellt auf Grund Zellenbaues*. Johann Ambrosius Barth Verlag.

[16] Caporale, N., and Dan, Y. (2008). Spike timing-dependent plasticity: A Hebbian learning rule. *Annual Review of Neuroscience*, 31(1):25–46.

[17] Carnevale, N. T., and Hines, M. L. (2006). *The NEURON Book*. Cambridge University Press.

[18] Chandra, R., Dagum, L., Kohr, D., Maydan, D., McDonald, J. (2000). *Parallel Programming in OpenMP*. Morgan Kaufmann.

[19] Christian, K. M., and Thompson, R. F. (2003). Neural substrates of eyeblink conditioning: Acquisition and retention. *Learning & Memory*, 10(6):427–455.

[20] Connor, J., and Stevens, C. (1971). Prediction of repetitive firing behaviour from voltage clamp data on an isolated neuron soma. *The Journal of Physiology*, 213(1):31–53.

[21] Connor, J. A., Walter, D., and McKown, R. (1977). Neural repetitive firing: modifications of the Hodgkin–Huxley axon suggested by experimental results from crustacean axons. *Biophysical Journal*, 18(1):81–102.

[22] Davies, M. Srinivasa, N., Lin, T.-H., Chinya, G., Joshi, P., Lines, A., Wild, A., Wang, H., and Mathaikutty, D. (2018). Loihi: A neuromorphic manycore processor with on-chip learning. *IEEE Micro*, 38(1):82–99.

[23] Dayan, P., and Abbott, L. F. (2001). *Theoretical Neuroscience: Computational and Mathematical Modeling of Neural Systems*. The MIT Press.

[24] DeBole, M. V., Taba, B., Amir, A., Akopyan, F., Andreopoulos, A., Risk, W. P., Kusnitz, J., Ortega Otero, C., Nayak, T. K., Appuswamy, R., Carlson, P. J., Cassidy, A. S., Datta, P., Esser, S. K., Garreau, G. J., Holland, K. L., Lekuch, S., Mastro, M., McKinstry, J., di Nolfo, C., Paulovicks, B., Sawada, J., Schleupen,

K., Shaw, B. G., Klamo, J. L., Flickner, M. D., Arthur, J. V., and Modha, D. S. (2019). TrueNorth: Accelerating from zero to 64 million neurons in 10 years. *Computer*, 52(5):20–29.

[25] Doya, K. (1999). What are the computations of the cerebellum, the basal ganglia and the cerebral cortex? *Neural Networks*, 12(7–8):961–974.

[26] Doya, K. (2000a). Complementary roles of basal ganglia and cerebellum in learning and motor control. *Current Opinion in Neurobiology*, 10(6):732–739.

[27] Doya, K. (2000b). Reinforcement learning in continuous time and space. *Neural Computation*, 12(1):219–245.

[28] Drieu, C., and Zugaro. M. (2019). Hippocampal sequences during exploration: Mechanisms and functions. *Frontiers in Cellular Neuroscience*, 13:232.

[29] Dudai, Y., and Evers, K. (2014). To simulate or not to simulate: What are the questions? *Neuron*, 84(2):254–261.

[30] Eliasmith, C., Stewart, T. C., Choo, X., Bekolay, T., DeWolf, T., Tang, Y., and Rasmussen, D. (2012). A large-scale model of the functioning brain. *Science*, 338(6111):1202–1205.

[31] Erisir, A., Lau, D., Rudy, B., and Leonard, C. (1999). Function of specific K^+ channels in sustained high-frequency firing of fast-spiking neocortical interneurons. *Journal of Neurophysiology*, 82(5):2476–2489.

[32] Fan, X., and Markram, H. (2019). A brief history of simulation neuroscience. *Frontiers in Neuroinformatics*, 13:32.

[33] Frèmaux, N., Sprekeler, H., and Gerstner, W. (2013). Reinforcement learning using a continuous time actor-critic framework with spiking neurons. *PLOS Computational Biology*, 9(4):1–21.

[34] Friedmann, S., Schemmel, J., Grübl, A., Hartel, A., Hock, M., and Meier, K. (2017). Demonstrating hybrid learning in a flexible neuromorphic hardware system. *IEEE Transaitions on Biomedical Circuits and Systems*, 11(1):128–142.

[35] Furber, S. B., Galluppi, F., Temple, S., and Plana, L. A. (2014). The SpiNNaker Project. *Proceedings of the IEEE*, 102(5):652–665.

[36] Gerstner, W., and Kistler, W. M. (2002). *Spiking Neuron Models*. Cambridge University Press.

[37] Gerstner, W., Kistler, W. M., Naud, R., and Paninski, L. (2014). *Neuronal Dynamics: From Single Neurons to Networks and Models of Cognition*. Cambridge University Press.

[38] Gerstner, W., Sprekeler, H., and Deco, G.(2012) Theory and simulation in neuroscience. Science, 338(6103):6065.
https://www.science.org/doi/full/10.1126/science.1227356 (最終アクセス 2021 年 11 月 12 日)

[39] Gewaltig, M.-O., and Diesmann, M. (2007). NEST: The Neural Simulation Tool. *Scholarpedia*, 2(4):1430.

[40] Gidon, A., Zolnik, T. A., Fidzinski, P., Bolduan, F., Papoutsi, A., Poirazi, P.,

Holtkamp, M., Vida, I., Larkum, M. E. (2020). Dendritic action potentials and computation in human layer 2/3 cortical neurons. *Science*, 367(6473):83–87.

[41] Glickstein, M. (1994). Cerebellar agenesis. *Brain*, 117(5):1209–1212.

[42] Goodman, D., and Brette, R. (2008). Brian: A simulator for spiking neural networks in python. *Frontiers in Neuroinformatics*, 2:5.

[43] Gosui, M., and Yamazaki, T. (2016). Real-world-time simulation of memory consolidation in a large-scale cerebellar model. *Frontiers in Neuroanatomy*, 10:21.

[44] Grillner, S., Wallen, P., Brodin, L., and Lansner, A. (1991). Neuronal network generating locomotor behavior in lamprey: circuitry, transmitters, membrane properties and simulations. *Annual Review of Neuroscience*, 14:169–199.

[45] Gropp, W., Lusk, E., and Skjellum, A. (1999). *Using MPI: Portable Parallel Programming with the Message Passing Interface*. The MIT Press, 2nd edition.

[46] Gutierrez, C., Sun, Z., Yamaura, H., Morteza, H., Igarashi, J., Yamazaki, T., Diesmann, M., Lienard, J., Girad, B., Arbuthnott, G., Plesser, H. E., and Doya, K. (2019). A whole-brain spiking neural network model linking basal ganglia, cerebellum, cortex and thalamus. *28th Annual Computational Neuroscience Meeting: CNS*2019*, 20:73. BMC Neuroscience.

[47] Harris, M. (2007). *Optimizing parallel reduction in CUDA*. NVIDIA. `https://developer.download.nvidia.com/assets/cuda/files/reduction.pdf` （最終アクセス 2021 年 11 月 12 日）

[48] Hazan, H., Saunders, D. J., Khan, H., Patel, D., Sanghavi, D. T., Siegelmann, H. T., and Kozma, R. (2018). Bindsnet: A machine learning-oriented spiking neural networks library in python. *Frontiers in Neuroinformatics*, 12:89.

[49] Hebb, D. O. (1949). *The organization of behavior; a neuropsychological theory*. Wiley. （日本語訳: 鹿取 廣人, 金城 辰夫, 鈴木 光太郎, 鳥居 修晃, 渡邊 正孝, 翻訳 (2011). 行動の機構 — 脳メカニズムから心理学へ（上）（下）. 岩波書店）

[50] Helias, M., Matsumoto, G., Igarashi, J., Eppler, J. M., Ishii, S., Fukai, T., Morrison. A., and Diesmann, M. (2012). Supercomputers ready for use as discovery machines for neuroscience. *Frontiers in Neuroinformatics*, 6:26.

[51] Hennessy, J. L., and Patterson, D. A. (2017). *Computer Architecture: A Quantitative Approach*. Morgan Kaufmann, 6th edition. （日本語訳: 中條 拓伯, 天野 英晴, 鈴木 貢, 翻訳 (2020). コンピュータアーキテクチャ — 定量的アプローチ. 星雲社, 第 6 版）

[52] Hensch, K. T., and Stryker, M. P. (2004). Columnar architecture sculpted by GABA circuits in developing cat visual cortex. *Science*, 303(5664):1678–1681.

[53] Hodgkin, A. L., and Huxley, A. F. (1952). A quantitative description of membrane current and its application to conduction and excitation in nerve. *Jounal of Physiology*, 117(4):500–544. `https://www.ncbi.nlm.nih.gov/pmc/articles/PMC1392413/pdf/jphysiol01442-0106.pdf` （最終アクセス 2021 年 11 月 12 日）

[54] Hopfield, J. J. (1982). Neural networks and physical systems with emergent collective computational abilities. *Proceedings of the National Academy of Sciences*

of the Uinted States of America, 79(8):2554–2558.

[55] Igarashi, J., Yamaura, H., Nomura, K., Yamazaki, T. (2021). Toward simulation of a human-scale cortico-cerebello-thalamic circuit using supercomputer Fugaku. *Proceedings of the 44th Annual Meeting of the Japan Neuroscience Society.*

[56] Igarashi, J., Shouno, O., Fukai, T., and Tsujino, H. (2011). Real-time simulation of a spiking neural network model of the basal ganglia circuitry using general purpose computing on graphics processing units. *Neural Networks*, 24(9):950–960.

[57] Igarashi, J., Yamaura, H., and Yamazaki, T. (2019). Large-scale simulation of a layered cortical sheet of spiking network model using a tile partitioning method. *Frontiers in Neuroinformatics*, 13:71.

[58] Ito, M. (1970). Neurophysiological aspects of the cerebellar motor control system. *International Journal of Neurology*, 7(2):162–176.

[59] Ito, M. (2012). *The cerebellum: Brain for the implicit self.* FT Press.

[60] Ito, M., Sakurai, M., and Tongroach, P. (1982). Climbing fibre induced depression of both mossy fibre responsiveness and glutamate sensitivity of cerebellar Purkinje cells. *The Journal of Physiology*, 324:113–134.

[61] Izhikevich, E. M. (2003). Simple model of spiking neurons. *IEEE Transactions of Neural Networks*, 14(6):1569–1572.

[62] Izhikevich, E. M. (2010). *Dynamical Systems in Neuroscience: The Geometry of Excitability and Bursting.* The MIT Press.

[63] Izhikevich, E. M., and Edelman, G. M. (2008). Large-scale model of mammalian thalamocortical systems. *Proceedings of the National Academy of Sciences*, 105(9):3593–3598.

[64] Jankovic, J. (2008). Parkinson's disease: Clinical features and diagnosis. *Journal of Neurology, Neurosurgery & Psychiatry*, 79(4):368–376.

[65] Kandel, E. R., Siegelbaum, S. A., Mack, S. H., and Koester, J., editors (2021). *Principles of neural science.* McGraw-Hill Medical. 6th edition. （日本語訳: 金澤一郎, 宮下 保司, 監修 (2014). **カンデル神経科学**. メディカルサイエンスインターナショナル.）

[66] Klemens, B. (2014). *21st Century C.* O'Reilly, 2nd edition.

[67] Koch, C. and Segev, I., editors (1998). *Methods in Neuronal Modeling: From Ions to Networks.* Bradford Book.

[68] Kohonen, T. (2001). *Self-Organizing Maps.* Springer, 3rd edition.

[69] Kumbhar, P., Hines, M., Fouriaux, J., Ovcharenko, A., King, J., Delalondre, F., and Schürmann, F. (2019). CoreNEURON : An optimized compute engine for the NEURON simulator. *Frontiers in Neuroinformatics*, 13:63.

[70] Kunkel, S., Schmidt, M., Eppler, J. M., Plesser, H. E., Masumoto, G., Igarashi, J., Ishii, S., Fukai, T., Morrison, A., Diesmann, M., and Helias, M. (2014). Spiking network simulation code for petascale computers. *Frontiers in Neuroinformatics*, 8:78.

[71] Markram, H. (2005). The blue brain project. *Nature Reviews Neuroscience*,

7(2):153–160.

[72] Markram, H., Muller, E., Ramaswamy, S., Reimann, M. W., Abdellah, M., Sanchez, C. A., Ailamaki, A., Nanclares, L. A-., Antille, N., Arsever, S., Kahou, G. A. A. Berger, T. K., Bilgili, A., Buncic, N., Chalimourda, A., Chindemi, G., Courcol, J.-D., Delalondre, F., Delattre, V., Druckmann, S., Dumusc, R., Dynes, J., Eilemann. S., Gal, E., Gevaert, M. E., Ghobril, J.-P., Gidon, A., Graham, J. W., Gupta, A., Haenel, V., Hay, E., Heinis, T., Hernando, J., B., Hines, M., Kanari, L., Keller, D., Kenyon, J., Khazen, G., Kim, Y., King, J. G., Kisvarday, Z., Kumbhar, P., Lasserre, S., Bé, J.-V. L., Magalhães, B. R. C., Pérez, A. M., Meystre, J., Morrice, B. R., Muller, J., Céspedes, A. M-., Muralidhar, S., Muthurasa, S., Nachbaur, D., Newton, T. H., Nolte, M., Ovcharenko, A., Palacios, J., Pastor, L., Perin, R., Ranjan, R., Riachi, I., Rodríguez, J.-R., Riquelme, J. L., Rössert, C., Sfyrakis, K., Shi, Y., Shillcock, J., C., Silberberg, G., Silva, R., Tauheed, F., Telefont, M., Rodriguez, M. T-., Tränkler, T., Geit, W. V., Díaz, J. V., Walker, R., Wang, Y., Zaninetta, S. M., DeFelipe, J., Hill, S. L., Segev, I., and Schürmann, F. (2015). Reconstruction and simulation of neocortical microcircuitry. *Cell*, 163(2):456–492.

[73] Marr, D. (1969). A theory of cerebellar cortex. *The Journal of Physiology*, 202(2):437–470.

[74] Martone M. E., Zhang, S., Gupta, A., Qian, X., He, H., Price, D., L., Wong, M., Santini, S. and Ellisman, M., H. (2003). The cell-centered database: A database for multiscale structural and protein localization data from light and electron microscopy. *Neuroinformatics*, 1(4):379–395.

[75] Mascagni, M. V., and Sherman, A. S. (1998). Numerical methods for neuronal modeling. Koch, C., and Segev, I., editors, *Methods in Neuronal Modeling: From Ions to Networks*, 569–606. The MIT Press. 2nd edition.

[76] Matsumoto, M., and Nishimura, T. (1998). Mersenne twister: A 623-dimensionally equidistributed uniform pseudo-random number generator. *ACM Transaction on Modeling and Computer Simulation*, 8(1):3–30.

[77] Matsuoka, K. (1985). Sustained oscillations generated by mutually inhibiting neurons with adaptation. *Biological Cybernetics*, 52(6):367–376.

[78] Mauk, M. D., and Donegan, N. H. (1997). A model of Pavlovian eyelid conditioning based on the synaptic organization of the cerebellum. *Learning & Memory*, 4(1):130–158.

[79] Mead, C. (1990). Neuromorphic electronic systems. *Proceedings of the IEEE*, 78(10):1629–1636.

[80] Merolla, P. A., Arthur, J. V., Icaza, R. A-., Cassidy, A. S., Sawada, J., Akopyan, F., Jackson, B. L., Imam, M., Guo, C., Nakamura, Y., Brezzo, B., Vo, I., Esser, S. K., Appuswamy, R., Taba, B., Amir, A., Flickner, M. D., Risk, W. P., Manohar, R., and Modha D. S. (2014). A million spiking-neuron integrated circuit with a scalable communication network and interface. *Science*, 345(6197):668–673.

[81] Miikkulainen, R., Bednar, J. A., Choe, Y., and Sirosh, J. (2005). *Computational Maps in the Visual Cortex*. Springer.

[82] Miller, K. D., Keller, J., and Stryker, M. (1989). Ocular dominance column development: analysis and simulation. *Science*, 245(4918):605–615.

[83] Miller, K. D. (1994). A model for the development of simple cell receptive fields and the ordered arrangement of orientation columns through activity-dependent competition between on- and off-center inputs. *Journal of Neuroscience*, 14(1):409–441.

[84] Miyashita, M., and Tanaka, S. (1992). A mathematical model for the self-organization of orientation columns in visual cortex. *NeuroReport*, 3(1):625–640.

[85] Moldwin, T., and Segev, I. (2020). Perceptron learning and classification in a modeled cortical pyramidal cell. *Frontiers in Computational Neuroscience*, 14:33.

[86] Monroe, D. (2014). Neuromorphic computing gets ready for the (really) big time. *Communications of the ACM*, 57(6):13–15.

[87] Nakano, K. (1972). Associatron — A model of associative memory. *IEEE Transactions on Systems, Man, and Cybernetics*, SMC-2(3):380–388.

[88] Okano, H., Sasaki, E., Yamamori, T., Iriki, A., Shimogori, T., Yamaguchi, Y., Kasai, K., and Miyawaki, A. (2016). Brain/MINDS: A Japanese national brain project for marmoset neuroscience. *Neuron*, 92(3):582–590.

[89] Rall, W. (1964). Theoretical significance of dendritic trees for neuronal input-output relations. In Reiss, R. F., editor, *Neural Theory and Modeling*. Stanford University Press.

[90] Ramos, K. M., Grady, C., Greely, H. T., Chiong, W., Eberwine, J., Farahany, N. A., Johnson, L. S. M., Hyman, B. T., Hyman, S. E., Rommelfanger, K. S., Serrano, E. E., Churchill, J. D., Gordon, J. A., and Koroshetz W. J. (2019). The NIH BRAIN initiative: Integrating neuroethics and neuroscience. *Neuron*, 101(3):394–398.

[91] Rieke, F., Warland, D., de Ruyter von Steveninck, R., and Bialek, W. (1997). *Spikes: Exploring the Neural Code*. The MIT Press.

[92] Rosenblatt, M. (1958). The perceptron: A probabilistic model for information storage and organization in the brain. *Psychological Review*, 65(6):386–408.

[93] Rotter, S., and Diesmann, M. (1999). Exact digital simulation of time-invariant linear systems with applications to neuronal modeling. *Biological Cybernetics*, 81(5–6):381–402.

[94] Samejima, K., Ueda, Y., Doya, K., and Kimura, M. (2005). Representation of action-specific reward values in the striatum. *Science*, 310(5752):1337–1340.

[95] Schultz, W. (1998). Predictive reward signal of dopamine neurons. *Journal of Neurophysiology*, 80:1–27.

[96] Schultz, W., Dayan, P., and Montague, P. R. (1997). A neural substrate of prediction and reward. *Science*, 275(5306):1593–1599.

[97] Schwiening, C. J. (2012). A brief historical perspective: Hodgkin and Hux-

ley. *Journal of Physiology*, 590(11):2571–2575. https://physoc.onlinelibrary.wiley.com/doi/10.1113/jphysiol.2012.230458（最終アクセス 2021 年 11 月 12 日）

[98] Segev, I., Rinzel, J., and Shepherd, G. M., editors (1994). *The Theoretical Foundation of Dendritic Function*. The MIT Press.

[99] Shatz, C. J., and Stryker, M. P. (1978). Ocular dominance in layer IV of the cat's visual cortex and the effects of monocular deprivation. *Journal of Physiology*, 281:267–283.

[100] Shimazaki, H., and Shinomoto, S. (2007). A method for selecting the bin size of a time histogram. *Neural Computation*, 19(6):1503–1527.

[101] Shouno, O., Tachibana, Y., Nambu, A., and Doya, K. (2017). Computational model of recurrent subthalamopallidal circuit for generation of parkinsonian oscillations. *Frontiers in Neuroanatomy*, 11:21.

[102] Silver, D., Huang, A., Maddison, C. J., Guez, A., Sifre, L., van den Driessche, G., Schrittwieser, J., Antonoglou, I., Panneershelvam, V., Lanctot, M., Dieleman, S., Grewe, D., Nham, J., Kalchbrenner, N., Sutskever, I., Lillicrap, T., Leach, M., Kavukcuoglu, K., Graepel, T., and Hassabis, D. (2016). Mastering the game of Go with deep neural networks and tree search. *Nature*, 529(7587):484–489.

[103] Slotnick, D. L. (1982). The conception and development of parallel processors: A personal memoir. *Annals of the History of Computing*, 4(1):20–30.

[104] Srinivasan, R., and Chiel, H. J. (1993). Fast calculation of synaptic conductances. *Neural Computation*, 5:200–204.

[105] Sugimoto, D., Chikada, Y., Makino, J., Ito, T., Ebisuzaki, T., and Umemura, M. (1990). A special-purpose computer for gravitational many-body problems. *Nature*, 345:33–35.

[106] Sutton, R., S. and Barto, A. G. (2018). *Reinforcement Learning: An Introduction*. The MIT Press, 2nd edition.（日本語訳: 三上 貞芳, 皆川 雅章. 翻訳 (2000). **強化学習**. 森北出版.）

[107] Swindale, N. V. (1996). The development of topography in the visual cortex: a review of models. *Network*, 7(2):161–247.

[108] Taga, G., Yamaguchi, Y., and Shimizu, H. (1991). Self-organized control of bipedal locomotion by neural oscillators in unpredictable environment. *Biological Cybernetics*, 65:147–159.

[109] Tanabe, M., Gähwiler, B. H., and Gerber, U. (1998). L-type Ca^{2+} channels mediate the slow Ca^{2+}-dependent afterhyperpolarization current in rat ca3 pyramidal cells in vitro. *Journal of Neurophysiology*, 80(5):2268–2273.

[110] Tanaka, S. (1990). Theory of self-organization of cortical maps: Mathematical framework. *Neural Networks*, 3(6):625–640.

[111] Trappenberg, T. P. (2010). *Fundamentals of Computational Neuroscience*. Oxford University Press, 2nd edition.

[112] Traub, R. D., and Wong, R. K. S. (1991). A model of CA3 hippocampal pyramidal

neuron incorporating voltage-clamp data on intrinsic conductances. *Journal of Neurophysiology*, 66(2):635–650.
https://www.researchgate.net/publication/21491281（最終アクセス 2021 年 11 月 12 日）

[113] Trevelyan, A. J., Sussillo, D., Watson, B. O., and Yuste, R. (2006). Modular propagation of epileptiform activity: evidence for an inhibitory veto in neocortex. *The Journal of Neuroscience*, 26(48):12447–12455.

[114] Treves, A. (1993). Mean-field analysis of neuronal spike dynamics. *Network*, 4(3):259–284.

[115] Tsai, P. T., Hull, C., Chu, Y. X., Colozzi, E. G-., Sadowski, A. R., Leech, J. M., Steinberg, J., Crawley, J. N., Regehr, W. G., and Sahin, M. (2012). Autistic-like behaviour and cerebellar dysfunction in Purkinje cell Tsc1 mutant mice. *Nature*, 488(7413):647–651.

[116] van Albada, S. J., Rowley, A. G., Senk, J., Hopkins, M., Schmidt, M., Stokes, A. B., Lester, D. R., Diesmann, M., and Furber, S. B. (2018). Performance comparison of the digital neuromorphic hardware SpiNNaker and the neural network simulation software NEST for a full-scale cortical microcircuit model. *Frontiers in Neuroscience*, 12:291.

[117] Wikipedia. *Cerebral Cortex*. https://en.wikipedia.org/wiki/Cerebral_cortex#/media/File:Cajal_cortex_drawings.png（最終アクセス 2021 年 11 月 12 日）

[118] Wikipedia. 脳.
https://ja.wikipedia.org/wiki/脳#/media/ファイル:Brain_diagram_ja.svg（最終アクセス 2021 年 11 月 12 日）

[119] Wikimedia Commons.
https://commons.wikimedia.org/wiki/File:Supercomputers-history.svg（最終アクセス 2021 年 11 月 12 日）

[120] Yamaura, H., Igarashi, J., and Yamazaki, T. (2020). Simulation of a human-scale cerebellar network model on the k computer. *Frontiers in Neuroinformatics*, 14:16.

[121] Yamazaki, T. (2021). Evolution of the Marr–Albus–Ito model. In Mizusawa, H., and Kakei, S., editors, *Cerebellum as a CNS Hub*. Springer.

[122] Yamazaki, T., and Igarashi, J. (2013). Realtime cerebellum: A large-scale spiking network model of the cerebellum that runs in realtime using a graphics processing unit. *Neural Networks*, 47(11):103–111.

[123] Yamazaki, T., Igarashi, J., Makino, J., and Ebisuzaki, T. (2019). Real-time simulation of a cat-scale artificial cerebellum on PEZY-SC processors. *International Journal of High Performance Computing Applications*, 33(1):155–168.

[124] Yamazaki, T., Igarashi, J., and Yamaura, H. (2021). Human-scale brain simulation via supercomputer: a case study on the cerebellum. *Neuroscience*, 462:235–246.

[125] Yamazaki, T., and Lennon, W. (2019). Revisiting a theory of cerebellar cortex. *Neuroscience Research*, 148(2019):1–8.

[126] Yamazaki, T., and Nagao, S. (2012). A computational mechanism for unified gain and timing control in the cerebellum. *PLoS ONE*, 7(3):e33319.

[127] Yamazaki, T., and Tanaka, S. (2005). Neural modeling of an internal clock. *Neural Computation*, 17(5):1032–1058.

[128] Yamazaki, T., and Tanaka, S. (2007). A spiking network model for passage-of-time representation in the cerebellum. *The European Journal of Neuroscience*, 26(8):2279–2292.

[129] Yavuz, E., Turner, J., and Nowotny, T. (2016). Genn: a code generation framework for accelerated brain simulations. *Scientific Reports*, 6:18854.

[130] 甘利 俊一 (1978). **神経回路網の数理 — 脳の情報処理様式**. 産業図書.

[131] 五十嵐 潤, 庄野 修, Moren, J., 吉本 潤一郎, 銅谷 賢治 (2015). パーキンソン病の運動症状の発生機構解明にむけた大脳基底核–視床–大脳皮質回路のスパイキングニューロンモデルの開発. **日本神経回路学会誌**, 22(3):103–111.

[132] 伊藤 智義 (2007). **スーパーコンピューターを 20 万円で創る**. 集英社.

[133] 片桐 孝洋 (2013). **スパコンプログラミング入門 — 並列処理と MPI の学習**. 東京大学出版会.

[134] 川人 光男 (1996). 脳の計算理論. 産業図書.

[135] 神崎 亮平, 編集 (2018). **昆虫の脳をつくる — 君のパソコンに脳をつくってみよう**. 朝倉書店.

[136] 今後の HPCI を使った計算科学発展のための検討会 (2017). 計算科学ロードマップ 2017. `https://cs-forum.github.io/kentoukai/roadmap-2017/`（最終アクセス 2021 年 11 月 12 日）

[137] 田中 宏和 (2019). **計算論的神経科学 — 脳の運動制御・感覚処理機構の理論的理解へ**. 森北出版.

[138] 銅谷 賢治 (2007). **計算神経科学への招待 — 脳の学習機構の理解を目指して**. サイエンス社.

[139] ニコリ, 編集 (2006). **決定版数独 (パズル通信ニコリ別冊)**. ニコリ.

[140] 皆本 晃弥 (2005). **C 言語による数値計算入門 — 解法・アルゴリズム・プログラム**. サイエンス社.

[141] 宮本 大輔, 加沢 知毅, 神崎 亮平 (2015). 昆虫嗅覚系全脳シミュレーションに向けて — スーパコンピュータによる大規模脳シミュレーションの現在とその展望 —. **人工知能**, 30(5):630–638.

[142] 渡辺 正峰 (2017). **脳の意識 機械の意識 — 脳神経科学の挑戦**. 中央公論新社.

索引

著者略歴

山﨑　匡（やまざき・ただし）
電気通信大学大学院情報理工学研究科情報・ネットワーク工学専攻准教授．専門は神経科学，シミュレーション科学．スーパーコンピュータを駆使して，小脳を中心とした脳全体の学習メカニズムを解明しようとしている．研究室はNumericalBrain.Org（https://numericalbrain.org/）．日本神経回路学会，日本神経科学学会，Society for Neuroscience 各会員．博士（理学）．

五十嵐　潤（いがらし・じゅん）
理化学研究所計算科学研究センター上級研究員．専門は計算論的神経科学，計算科学．スーパーコンピュータによる神経回路シミュレーションの並列化について研究している．日本神経回路学会，日本神経科学学会，Society for Neuroscience 各会員．博士（工学）．

編集担当　宮地亮介(森北出版)
編集責任　藤原祐介(森北出版)
組　　版　中央印刷
印　　刷　同
製　　本　協栄製本

はじめての神経回路シミュレーション
　―1ニューロンからヒト全脳モデルまで―　　　© 山﨑匡・五十嵐潤　2021

2021 年 12 月 22 日　第 1 版第 1 刷発行　　　【本書の無断転載を禁ず】
2023 年 4 月 5 日　第 1 版第 2 刷発行

著　　　者　山﨑匡・五十嵐潤
発 行 者　森北博巳
発 行 所　森北出版株式会社
　　　　　東京都千代田区富士見 1-4-11 （〒102-0071）
　　　　　電話 03-3265-8341／FAX 03-3264-8709
　　　　　https://www.morikita.co.jp/
　　　　　日本書籍出版協会・自然科学書協会　会員
　　　　　JCOPY ＜（一社）出版者著作権管理機構　委託出版物＞

落丁・乱丁本はお取替えいたします.

Printed in Japan／ISBN 978-4-627-85631-8